PRÉCIS

SUR LE

NOUVEAU TRAITEMENT

DES

MALADIES DES YEUX.

Par M. LOCHE, Chirurgien-Oculiste, Privilégié du Roi.

NOUVELLE ÉDITION,

Suivie des Nouvelles Observations de l'Auteur sur les mêmes Maladies, & des Certificats des Cures opérées par son Eau ophtalmique.

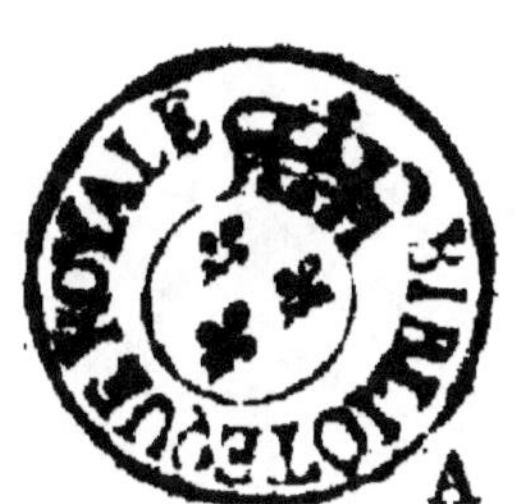

A LONDRES,

Et se trouve à PARIS,

Chez l'AUTEUR, rue Tiquetonne, N°. 10.

Et en Province,

Chez les principaux Libraires.

M. DCC. LXXXV.

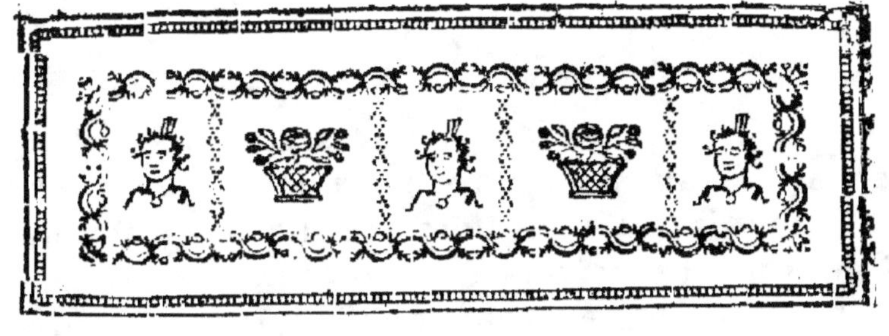

PRÉCIS

SUR LE

TRAITEMENT

DES

MALADIES DES YEUX.

CHAPITRE PREMIER.

Difficulté de connoître & de guérir les maladies des yeux : obscurité de leurs causes.

LE succès n'a pas toujours répondu aux efforts & aux travaux de ceux, qui, professant l'art de guérir, se sont occupés des maladies des yeux. Après vingt siècles de recherches infinies, à peine est-on parvenu à découvrir quelques-unes des causes qui produisent les accidens de l'organe de la vue.

On n'a pas été, jusqu'à présent, plus heureux sur les moyens de les détruire : nos facultés sont bornées ; quelquefois l'homme de génie veut en franchir les limites : il s'élance pour

A

suivre la nature dans ses travaux ; mais c'est en vain ; un voile impénétrable les dérobe à ses regards , & c'est alors que son imagination substitue des erreurs à la vérité.

Non seulement on doit se tenir en garde contre les conjectures & les systèmes, mais dans l'art de guérir, la théorie elle-même est souvent défectueuse. Les calculs les plus savans, les conjectures les plus sublimes, appuyés sur des principes révérés depuis Hippocrate, ne servent souvent qu'à accréditer l'erreur. La nature semble se jouer des spéculations humaines, & se plaire à éluder par la variété de ses mouvemens, les effets de toutes les combinaisons médicales.

En vain fait on la description d'une maladie, on en détermine la classe, on assigne un foyer à la cause qui la produit. En vain on tâche de faire cesser les désordres qu'elle fait naître dans sa sphère d'action, & de rétablir l'équilibre dans les organes sympatiques ; tant d'efforts, de raisonnement & de génie sont souvent inutiles, & trompent le Médecin qui s'y abandonne. L'Anatomie elle-même, qui est, pour ainsi dire, la géographie du Médecin, & qui semble lui indiquer la correspondance entre les organes où se manifestent les symptomes, & le siège de la maladie qui les produit, est quelquefois trompeuse, & les remèdes adressés à la partie qu'elle désigne, sont souvent contraires au véritable état du malade.

C'est sur-tout dans les maladies des yeux, que les conjectures sont mensongères ; cependant plus ces maladies font difficiles à reconnoître & à définir, plus elles donnent de carriere aux fyftêmes. moins on en apperçoit les caufes, plus l'efprit de l'homme veut les trouver; & des milliers de citoyens utiles, de meres de famille, d'enfans qui faifoient l'efpoir de leurs parens, font victimes de la préfomption de ceux à qui ils s'adreffent.

L'extrême ténuité des organes des yeux, leur rapprochement de l'origine des nerfs, la fenfibilité excellive de cette partie delicate & précieufe, multiplient les maladies des yeux, & ne permettent point à l'homme fenfé de fe livrer à des fpéculatiors toujours incertaines fur leurs caufes premières ou rapprochées; tout fyftême à ce fujet doit lui paroître une témérité.

Cependant il n'eft rien que les perfonnes, dont les yeux font malades, ne foient prêtes à facrifier pour en obtenir la guérifon; elles fe déterminent à tout ce qu'on leur propofe, dès qu'on la leur fait efpérer. Alors, fouvent on s'abandonne avec confiance à des hommes intereffés, qui nous engagent dans un traitement long & pénible, dont eux-mêmes ne prévoient pas l'iffue. Après avoir épuifé les remèdes ufités, & lorfque leur ignorance les obligeroit à ne rien prefcrire, ils multiplient les ordonnances, & fubftituent à la caufe inconnue, qui rend le mal opiniâtre, une caufe fuppofée, par exemple; des humeurs âcres, qui fe jettent fur les parties foibles, & dont il faut détourner le cours par les régimes & les procédés méthodiques.

A 2

CHAPITRE II.

Traitemens ufités, leur impuiffance, leurs incon-
véniens.

APRÈS avoir faigné & purgé le malade,
on l'aftreint à un régime qui l'affoiblit, & cela,
parce que le relâchement des vaiffeaux donne, à ce que l'on croit, plus de facilité pour
détourner & épuifer les humeurs, qu'on fuppofe s'être jetées fur les yeux. Or, tout ce
qui affoiblit les membres & atténue la maffe
du fang, agit fur les yeux, & leur caufe une
foibleffe qui y fixe la maladie, au lieu de
contribuer à la détruire.

Le procédé qui vient ordinairement enfuite, eft l'application des véficatoires ; Heureux
les malades ! quand on n'emploie pas aupara-
vant les faignées du bras, & fur-tout celles
du pied, les faignées à la jugulaire, les fe-
tons, les fang-fues, & autres inventions qui
agiffent immédiatement fur la vue, & la dé-
truifent d'une manière fenfible, même dans
les perfonnes dont les yeux ne reffentent aucun mal.

Les véficatoires font d'un ufage falutaire,
& indifpenfable, lorfqu'il s'agit de détourner
promptement les effets d'une humeur abondante & maligne, qui fe porte fur une partie
délicate ; mais elles ne peuvent convenir que
très-rarement dans les maladies des yeux. L'effet de cantharides, quand il eft prolongé,

agit fur les nerfs, & porte dans le fang une âcreté certainement plus dangereufe que celle qu'on fe propofe de détruire ; elles feroient feules, capables d'attaquer l'organe de la vue, quand il ne feroit endommagé par aucune au-tre caufe.

Les cautères paroiffent moins dangereux ; mais ils font impuiffans à caufe de l'éloigne-ment de la partie où on peut les appliquer, à celle qu'on fe propofe de foulager ; d'ailleurs ils ont peu d'effet fur les humeurs actives & fubtiles, telles que celles qui peuvent s'in-troduire dans les canaux imperceptibles des organes de la vue, en fuppofant même que de telles humeurs foient la caufe réelle de la maladie qu'on veut détruire.

Les purgations irritantes, les remèdes vio-lens que la Médecine moderne emploie affez généralement, & fans ménagement, dans ces maladies, font encore plus nuifibles. On en eft venu à tel point, que tous les jours des Mé-decins accrédités adminiftrent intérieurement le mercure dans les maladies des yeux, même à des femmes extrêmement réfervées dans leurs mœurs, & à des enfans (a). Pouvoit-on ja-

____

(a) On a cherché à juftifier l'ufage du mercure dans le traitement des maux d'yeux, en expliquant méchaniquement fon effet, & voici le fyftême que l'on a imaginé. Le mercure agiffant d'une manière continuée fur les entrailles, doit néceffairement produire des points d'irritation, qui ne peuvent s'établir ni augmenter, qu'en raifon inverfe de la diminution de l'irritation, ou de l'inflammation qui exiftoit précédemment aux yeux. De-là une guérifon certaine. Ce calcul eft ingénieux ; mais qui fait s'il eft vrai.

mais prévoir un plus étrange effet de la ré-
fignation des malades, qui veulent guérir, &
faire ceffer les incommodités d'un organe néceffaire à la beauté, & de la témérité de jeunes
Docteurs, qui, ne pouvant reconnoître la maladie qu'ils veulent combattre, frappent a tout
hafa d dans l'obfcurité? Semblables à ce Hé-
ros de l'antiquité, qu'une Déeffe environna
d'un nuage, pour dérober à fa fureur l'ennemi
qu'il étoit prêt d'immoler.

En général, tous ces remèdes, non-feulement font impuiffans, mais ajoutent aux tourmens que caufent déjà les maladies des yeux,
aux perfonnes qui ont le malheur d'en être
attaquées.

CHAPITRE III.

*Dans quelles circonftances les gens de l'art réuffif-
fent, & acquièrent une jufte célébrité par leurs
opérations dans les maladies des yeux.*

IL faut s'en rapporter à la feule expérience.
Il eft reconnu que les infufions, & décoctions
rafratchiffantes, préviennent les progrès des
inflammations naiffantes ; plufieurs Oculiftes,
des particuliers, des Communautés religieufes,
ont trouvé des remèdes falutaires pour les incommodités, & les légers accidens qui fur-
viennent à la vue ; & les fuccès de ces eaux
ophtalmiques ont déja donné lieu de préfumer que les maladies des yeux avoient rare-

ment les caufes éloignées que l'efprit de fyftême leur fuppofe. Mais aucun de ces remèdes n'a produit affez de guérifons, ni affez
conftamment, pour qu'il fût poffible de compter fur leur efficacité; du moins ils ont eu
l'avantage d'annoncer au public, par le foulagement qu'ils procuroient, qu'il y avoit
lieu d'efpérer qu'on découvriroit un jour quelque remède plus certain, & généralement
utile.

Je n'entends pas dire par-là, qu'il n'y ait
pas des occafions où les maladies des yeux
exigent l'intervention des opérateurs habiles,
& des Médecins les plus expérimentés; il en
eft qu'il feroit impoffible de guérir, fans la
concurrence des remedes intérieurs, fagement
adminiftrés.

Par exemple : 1°. Dans les cas où la maladie qui attaque les yeux, correfpond à un
vice vénérien.

2°. Dans ceux où elle a été précédée de
dartres, & quand elle provient d'un vice dar-
treux, général & invétéré.

3°. Quand la maladie des yeux provient
d'un vice fcorbutique, & en eft dépendante :
(ce cas eft rare).

4°. Quand elle tire fa caufe d'un dérangement total du genre nerveux.

5°. Enfin, quand elle fe complique avec
toute autre efpèce de maladie.

Les habiles Médecins de Paris & de Lon-
dres, ont fait dans ces différens genres, des
cures très-célèbres.

Il eft un grand nombre de maladies de

yeux, que l'on a confidérées, jufqu'à préfent, comme ne pouvant être guéries fans le fecours des opérations de la main. Mais je démontrerai dans la fuite, par des obfervations dont la vérité a été conftatée authentiquement, que dans ces mêmes cas, j'ai opéré des cures radicales, fans le fecours d'aucun inftrument tranchant.

J'obferverai à ce fujet, que c'eft une erreur que de croire que les fiftules lacrymales, & les cataractes, foient du nombre des maladies des yeux qui ne peuvent être guéries fans opération. On verra, dans plufieurs certificats, qu'elles peuvent être guéries, & qu'on les guérit effectivement, fans les faire opérer. (a)

Je ne citerai qu'un feul exemple d'une maladie des yeux, qui ne pouvoit être guérie fans opération ; c'eft celui de la Dame de L. *** demeurant chez M. de Thoré, Seigneur de Charonne.

Elle étoit affectée depuis très long-temps, d'une excroiffance fongueufe à l'œil gauche, caufée par un relâchement de la conjonctive, qui tenoit cet organe fermé par des brides charnues qui fe communiquoient d'une paupière à l'autre, avec adhérence de la fupérieure avec la cornée tranfparente, en cou-

----

(a) L'opération de la fiftule lacrymale ne produit pas infailliblement la guérifon, fouvent après que les malades ont porté les fondes pendant long-temps, le malade refte dans le même état ; & plufieurs, après avoir été opérés depuis 12 & 15 mois, font revenus chez le fieur Loche, chercher la guérifon qu'on n'avoit pu leur procurer.

wrant totalement l'iris ; cette excroiſſance s'op-
poſoit à l'ouverture de l'œil, à ſes mouvemens, à ſes uſages. Pluſieurs Oculiſtes avoient
regardé cette maladie comme incurable ; mais
je compris qu'en faiſant l'opération néceſſaire
pour dégager l'œil, opération que je jugeai
facile, le remède ſpécifique que j'ai eu le
bonheur de découvrir, pourroit la guérir parfaitement. M. Lajus, maître en Chirurgie à
Paris, demeurant au quartier Fontarabie, près
Charonne, avoit la confiance de la maiſon ;
il fut appellé, & il ſe chargea de l'opération,
qui conſiſtoit ſeulement à débrider les deux
paupières, à en détruire les adhérences charnues, & à découvrir le globe, en le déchar-
geant, par l'extraction, du corps étranger.
Cette opération ayant été faite, je l'ai panſée
tous les jours pendant un mois ; & au bout
de ce temps, l'œil a été rétabli dans toutes
ſes fonctions ; il s'eſt ouvert & fermé à volonté, & a fait tous les mouvemens néceſſaires
ſans difficulté, enſorte qu'il voit & diſtingue
comme l'autre, & ſans aucune différence. Ce
fait eſt conſtaté par le certificat de M. Lajus,
& de M. de Thoré, qui ſe trouve au rang
des certificats imprimés. *Seconde claſſe*, Nᵃ. 11.

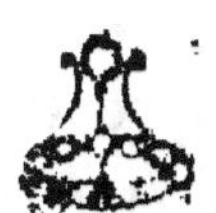

CHAPITRE IV.

Danger de la plupart des Topiques ; difficulté d'en trouver un qui puisse guérir les maladies locales, qui affectent l'organe de la vue.

LES topiques, les eaux dont on s'est servi jusqu'à présent dans les maladies des yeux, sont presque tous dangereux ; souvent, au lieu de rafraîchir l'œil malade, ce sont des dessicatifs brûlans qui en augmentent l'inflammation. Comme ils doivent avoir une qualité pénétrante, on y emploie des liqueurs spiritueuses, qui affoiblissent la vue pour toujours en guérissant un mal passager. Il est rare que ces topiques puissent joindre des qualités détersives, qui favorisent l'évacuation des humeurs ou sérosités locales. Souvent même il arrive que le topique dont on se sert, le repercute ; de-là, la difficulté de guérir les ulcères du globe de l'œil, ceux qui bordent les paupières, & font tomber les cils, les rougeurs, & les croûtes qui viennent si souvent à la suite de la petite vérole ; enfin, presque toutes les eaux employées jusqu'à présent pour les yeux, manquent des vertus balsamiques & adoucissantes qui sont nécessaires pour la parfaite guérison, étant pour l'ordinaire composées de dessicatifs, & d'astringens, tels que l'eau de chaux, l'eau de plantin, l'eau de vert de-gris, les infusions de vitriol, de soufre de l'urtie, & d'alun, &c.

Pour parvenir à composer une eau spécifi-

que pour les maux d'yeux, capables de guérir les yeux, de fortifier les vues foibles, de
prévenir tous accidens, de guérir les blessures
qui se font au globe de l'œil avec des instrumens tranchans; il faut réunir, pour ainsi dire,
les extrêmes. La vertu dessicative à la dépu-
rative, la qualité détersive à la qualité rafraî-
chissante, & une infinie d'autres qui semblent
se combattre. Il faut sur-tout que ce remède
soit doux dans les effets, & qu'on puisse en
renouveller l'usage à l'infini, sans jamais craindre la grande sensibilité de l'œil. Les expériences des Chymistes, & les spéculations des
Médecins, n'ont jamais dû se proposer rien
de semblable.

CHAPITRE V.

Toutes les grandes découvertes sont dues au hasard.
Comment le sieur Loche a trouvé la composition
d'une Eau merveilleuse pour les maladies des yeux.

OUI, sans doute, c'est le hasard qui, presque toujours, fait découvrir à l'homme les
secrets que la nature dérobe aux recherches
des Savans. C'est au hasard, que nous devons
presque toutes les connoissances en Médecine
comme dans les autres Arts.

Pour moi, j'ai été long-temps attaqué d'un
mal d'yeux considérable; j'avois employé
pendant plusieurs années, sans aucun succès,
tous les remèdes connus. Loin de me soula-

ger, ils fembloient augmenter le danger où
j'étois de perdre la vue; ne fachant à quoi
recourir, je me fervis de plufieurs eaux ophtalmiques, dont on m'avoit donné la recette;
& en les préparant, le hafard m'en fit découvrir une, qui, par les qualités qu'elle me parut avoir, me donna envie de l'effayer. Elle
me guérit parfaitement; &, depuis ce temps-
là, elle a opérée, entre mes mains, des pro-
diges qui paffent toute croyance, & auxquels
il feroit impoffible d'ajouter foi, s'ils n'étoient
conftatés par la reconnoiffance d'une multitude
de malades, par mille & mille témoins.

On me permettra de paffer fous filence les
circonftances de ma découverte, & les moyens
que m'a fourni le hafard; c'eft mon fecret:
il ne mourra pas avec moi.

CHAPITRE VI.

Expériences qu'il a faites de ce Remède, & com-
ment il eft devenu fameux; nombre de perfonnes
qu'il a guéries gratuitement dans la Province &
à Paris.

ENCHANTÉ de mon remède, j'en don-
nai libéralement à toutes les perfonnes qui,
ayant mal aux yeux, voulurent en faire ufage. Je n'ai jamais compté le nombre des inflammations, des rougeurs, des autres maux
paffagers que j'ai guéri; mais, à mon grand
étonnement, ceux que je ne croyois que fous

lagé dans des maladies graves, défefpérées, furent guéris. Les tayes, les cataractes, les aveuglemens anciens difparurent fans opération, & les yeux reprirent leur premiere beauté. La réputation de mon remède fe répandit au loin, à tel point, que n'ofant refufer perfonne, fa préparation devint une dépenfe réelle, & que l'on me laiffoit à peine le temps de veiller à d'autres affaires. Cependant, encouragé par le plaifir d'être utile, j'ai continué de la diftribuer gratuitement.

J'ai guéri de cette manière une multitude infinie de perfonnes, pendant que j'ai réfidé à Verneuil, depuis ma découverte, & plus de quatre mille, dans tous mes voyages, & à Paris, fous les yeux des gens de l'Art, & des perfonnes de la plus grande diftinction; enforte qu'il n'eft prefque aucun lecteur dans cette capitale, qui, en voyant cet ouvrage, ne puiffe fe rappeller d'avoir entendu parler des effets de mon remède.

CHAPITRE VII.

Maladies graves, & la plupart regardées comme incurables, avant la découverte du fieur Loche, que fon remède guérit radicalement, fans autre préparation, & fans faire ufage d'aucun inftrument tranchant, ni de remèdes intérieurs.

Mon Eau fpécifique guérit fans retour, & par de fimples panfemens, faits de la manière que j'indiquerai avec détail dans le Chapitre

XIIe. de ce livre, les fistules lacrymales anciennes ou nouvelles, soit qu'elles aient été opérées ou non; mais si elles ont été opérées, la guérison est plus tardive. Elle guérit aussi, sans opération, les cataractes; & dès qu'on en fait usage, elle arrête les progrès de la cataracte naissante, elle guérit les gouttes sereines naissantes, les paralysies des yeux, les mouvemens convulsifs, les rayes, & taches sur les yeux, les ulcères, soit aux paupières, soit au globe de l'œil; les maux occasionnés par les humeurs laiteuses, les ophtalmies, les maux d'yeux résultant des deux âges critiques, & les reliquats de la petite vérole.

Elle fortifie les vues affoiblies par les maladies, le travail, & l'âge; & dans tous les cas où le mal des yeux provient d'une cause générale & éloignée : telle, par exemple : qu'un vice de la masse du sang, elle devient un palliatif certain & sans danger dans ses effets, qui donne le temps aux gens de l'art de recourir à des moyens puissans, pour détruire la qualité vicieuse des humeurs, & rétablir la pureté du sang. En très-peu de temps, elle a guéri des yeux blessés par des coups de couteaux, ciseaux, & autres instrumens tranchans, des éclats de verre, occasionnés par des renversemens de voiture, dont les glaces brisées avoient fendu le globe de l'œil, & il n'est resté de ces blessures, aucunes traces désagréables. Des serruriers, maréchaux, forgerons, blessés par des éclats de fer chaud, & autres accidens, ont été guéris : elle a aussi une vertu puissante pour guérir promptement

toutes fortes de bleſſures. Le certificat imprimé, *premiere claſſe*, N°. 36, en fournit une
preuve remarquable.

Je ne raconterai point avec emphaſe les cures que j'ai faites ; il eſt peu de perſonnes à
Paris, qui n'aient entendu parler de quelques-unes ; d'ailleurs, il vaut mieux les lire
dans les Certificats, pour la plupart, ſimples
& naïfs, qui ſont imprimés à la ſuite de ce
Livre.

J'en aurois pu raſſembler davantage, mais
cela eut fait un gros volume, & auroit en-
traîné la répétition faſtidieuſe des mêmes maux,
des mêmes ſymptômes, des mêmes guériſons ;
d'ailleurs, quand il s'agit de conſtater des faits,
cinquante témoins en valent dix mille. Je
dois ajouter que les Certificats les plus impor-
tans ſont, pour la plupart, ſignés de pluſieurs
perſonnes, & émanés de gens, dont la foi ne
peut pas être ſuſpectée. Il y en a douze qui
conſtatent des cures, dont le Lecteur ſera
ſurpris, à quelques effets qu'il puiſſe s'être
attendu.

CHAPITRE VIII.

*Conjectures qui doivent réſulter de ces cures, ſur
les cauſes de la plupart des maladies des yeux.*

LA multitude & la nature des guériſons,
opérées par mon remède ſpécifique, donnent
lieu de conjecturer que le plus grand nombre

des maladies des yeux, n'a pas des caufes éloignées, & que cet organe délicat & fenfible, eft prefque toujours affecté par des caufes extérieures, qui agiffent immédiatement fur lui, & rarement par des caufes intérieures, qui ne peuvent s'y communiquer que par une fubverfion générale de l'économie animale. Voilà d'où vient que les remèdes extérieurs & immédiats, y réuffiffent beaucoup mieux que les remèdes intérieurs & éloignés.

Il eft raifonnable de préfumer, que la nature, en formant l'organe de la vue, & le douant d'une délicateffe & d'une fenfibilité extrême, a dû s'attacher à le protéger, & le défendre contre les irruptions des humeurs qui pouvoient l'attaquer intérieurement ; mais ne pouvant le préferver de même, de l'impreffion des objets extérieurs, fans altérer fa fenfibilité, & nuire à fa perfection, elle l'a laiffé en proie à mille dangers, dont il n'eft pas facile de le garantir. L'air, le feu, le vent, le foleil, l'humidité, la fuppreffion de la tranfpiration infenfible des paupières, font des caufes extérieures & connues d'une infinité de maladies des yeux. Il eft certain que dans tous ces cas, on ne peut compter que fur l'effet d'un remède extérieur & local ; combien n'exifte-t-il pas d'autres caufes extérieures, & cependant inconnues & imperceptibles, qui attaquent la faculté de voir dans fon principe même ? Doit-on, parce que ces caufes font inconnues, les fuppofer intérieures, atténuer & bouleverfer toute la circulation des fluides par des véficatoires, des cau-

tères

téres ou des remèdes intérieurs, employer enfin
jufqu'au mercure? Cette conduite eft-elle fa-
ge, & peut-on en attendre autre chofe que
des accidens & des malheurs?

CHAPITRE IX.

*Le fieur Loche, dans l'adminiftration de fon remède,
ne rejete point le concours des Médecins &
Chirurgiens, dans tous les cas où il peut être
fuppofé néceffaire.*

N'ÉTANT point Médecin, & n'ayant
acquis ce que j'ai aujourd'hui de connoiffan-
ces dans les maladies des yeux, que par une
longue pratique, une obfervation attentive,
& enfin, par l'habitude de voir & de guérir
ces maladies; je n'héfite point à faire appeller
les Médecins, toutes les fois que cela peut
être utile, ou fatisfaire les perfonnes qui font
ufage de mes fecours. De même, je me fois
un grand plaifir d'adminiftrer mon remède
fous leurs yeux, & de me rendre où ils me
font appeller; je leur en fournis volontiers
auffi, pour qu'ils puiffent l'adminiftrer eux-
mêmes.

Plufieurs de ces Meffeurs ont fait ufage de
mon Eau pour leurs parens, leurs amis, quelquefois pour eux-mêmes; on en verra la preuve
dans les certificats imprimés ci-apres; mais
tous ceux à qui j'en ai donné, & qui ont
fait, par ce moyen, des cures inattendues,

dont ils se sont attribués l'honneur, ne m'ont pas donné de certificats.

Je préviens donc le Public, que je désire le concours de mes Confrères, dans tous les cas où les malades pourroient le demander ; & que je me fais un plaisir d'administrer mon remède en leur présence, & sous leurs yeux. La maladie de la Dame Leduc, que j'ai citée au chapitre III, en est une preuve, & je ferai de même en toute occasion. Jamais aucun malade ne sera privé du secours dont il a besoin, par un défaut de condescendance, ou de complaisance de ma part.

CHAPITRE X.

Causes qui affoiblissent la vue, sans aucune lésion apparente. Le remède du sieur Loche diminue ces causes, & fortifie la vue.

LA vue s'affoiblit dans tous les hommes, par l'âge : mais il existe d'autres causes d'affoiblissement dans cet organe. L'intempérance de la jeunesse, les excès en tout genre, affoiblissent la vue. Les longues maladies, particuliérement les fièvres, causent le même effet.

Plus souvent encore la vue s'affoiblit à la suite des maladies, par des saignées abondantes & répétées, dont leur traitement a été accompagné. C'est un inconvénient général de la saignée, & que l'on ne sauroit prévenir.

Les yeux s'affoibliffent auffi par les travaux du cabinet, le deffin, la gravure. Mon remède retarde ces accidens, & les diminue, quand on n'a pu s'en fervir affez tôt. Il fortifie toutes les membranes, & toutes les parties de l'œil. On peut, en s'en lavant quelquefois, fe préferver de la néceffité de recourir à l'ufage des lunettes. Il fait ceffer les éblouiffemens, & rétablit les vues troubles & foibles : il donne du reffort aux fibres, & ne leur permet point de relâchement. L'ufage même fréquent que l'on en feroit fans néceffité, ne feroit pas même nuifible. Il eft utile que les perfonnes dont les yeux font quelquefois entourés de chaffie, fans autre infirmité, s'en lavent de temps en temps.

Le cas du fieur P . . . . prouve combien ce remède a de vertu, pour rétablir les vues affoiblies, puifque ne pouvant travailler, & étant fur le point de ne pouvoir plus lire ni écrire à l'âge de 54 ans, & le fecours des lunettes dont il fe fervoit depuis 18 ans, devenant impuiffant, en 15 jours il eft redevenu en état d'écrire, & travailler même le foir à la lumière. Sa lettre & fon certificat font imprimés au N°. 18 de la première claffe.

La cure du fieur Martin, demeurant rue Neuve S. Etienne, eft encore plus furprenante, puifqu'il ne pouvoit rien diftinguer avec des lunettes, en ayant effayé de tous les degrés, & que l'un de fes yeux étoit en paralyfie.

Combien y a-t-il de perfonnes dans le même cas, qui, ayant befoin d'une vue claire & fûre,

pour exercer leur profeſſion, ignorent la vertu
de mon Eau ophtalmique, & ne peuvent trouver ni eſpérer de ſoulagement?

CHAPITRE XI.

*De quelle utilité peut être le remede du ſieur Loche ;
particuliérement pour les femmes & les jeunes
perſonnes; & dans quel cas elles doivent y avoir
recours.*

L'EFFET de l'Eau ophtalmique du ſieur
Loche, eſt ſalutaire pour les jeunes Dames,
dont la vue ſe trouve affectée à la ſuite d'une
couche, ſoit par des fraîcheurs ou par d'autres cauſes relatives à leur état, & que leur
imprudence rend ſouvent plus dangereuſe.
Elle fortifie cette partie délicate & ſi précieuſe
à la beauté ; elle arrête les ſuites des larmoye-
mens exceſſifs qui font gonfler quelquefois le
tour des yeux, & détruit les âcretés qui ſe
portent ſur les paupières, les dégradent, &
en font tomber les cils ; elle ſupprime les rougeurs, faiſant évacuer toutes les ſéroſités du
cerveau, & détruit les fiſtules lacrymales, &
les engorgemens nuiſibles.

L'expérience a fait voir pluſieurs fois, que
des jeunes perſonnes des deux ſexes, à l'âge
de 10 à 12 ans, ayant des yeux très - beaux
en apparence, éprouvent une eſpece de tention dans l'organe de la vue, au point d'être
obligées de ceſſer leurs études, & toute autre

efpèce de travail, comme le deffin, la mufi-
que, &c. ne pouvant fixer leurs regards au-
delà d'une demi-heure, fans reffentir des douleurs internes très-fenfibles.

On en voit en qui la faculté de lire ceffe
pendant plufieurs heures, & qui peuvent à
peine foutenir l'éclat du jour. Il y a de jeunes
perfonnes en qui l'ufage de la vue ceffe lors
du coucher du foleil, & qui, ne pouvant
rien diftinguer aux lumières, ne voient clair
que le lendemain, après le lever du foleil.
Ces faits ne font point hafardés; le fieur Loche
a traité de ces fortes de maladies, malheureufement trop communes : plufieurs gens de
confidération, qui en étoient affectés, font
parvenus à s'occuper comme toute autre perfonne, & ont repris leurs études, & les exer-
cices qu'ils avoient été forcés d'interrompre.

Son Eau ophtalmique a guéri des fujets en
qui, tout-à-coup, un œil étoit refté inhabile,
& ne pouvoit fe mouvoir ni à droite ni à
gauche, ce qui les obligeoit de tourner la tête
à chaque regard.

Nous pouvons citer une infinité d'exemples, où des perfonnes de tous les âges & de
tous les fexes, dont l'odorat avoit été détruit ou
affoibli par différentes caufes, & qui l'ont re-
couvré par l'ufage du même remède. (a)

____

(a) Ce n'eft que par hafard que M. Loche a décou-
vert cette vertu de fon Eau ophtalmique ; mais elle
n'eft pas difficile à expliquer, ni à concevoir ; fon action
fur le globe de l'œil & fur fes parties environnantes, fe
perpétuant par la connexité jufqu'à la membrane pitui-
taire, lui rend fon énergie.

B 3

Les accouchemens ont souvent des suites bien funestes pour les femmes, l'humeur laiteuse est un des plus redoutables fléaux qu'elles puissent craindre : cette humeur attaque la vue ; les maux de tête occasionnés par la même cause, sont aussi très-fréquens ; c'est alors que les yeux se ternissent, & perdent à la fois, leur force & leur expression ; un état d'angoisse & de douleur semble se propager sur tous les organes ; mais on a vu plusieurs fois cesser ces accidens par l'usage de l'Eau ophtalmique.

On a guéri par le même remède, administré avec persévérance, & en l'insinuant dans le nez, par injection, des polypes qui s'y étoient formés, & qui existoient depuis plusieurs années. Ces cures se sont multipliées toutes les fois qu'elles ont été tentées ; mais l'occasion s'en est trouvée trop rarement, pour que l'on ait pu recueillir beaucoup d'observations à ce sujet.

Nous remarquerons cependant, qu'il seroit bien intéressant de renouveller de semblables observations ; car si le succès répondoit aux espérances que nous avons lieu de former, cette découverte seroit d'autant plus heureuse, qu'elle éviteroit de se servir des instrumens tranchans, qu'il est toujours dangereux de porter sur une partie aussi délicate, & qui inspire souvent aux malades une juste terreur ; on éviteroit encore l'usage des caustiques, que nous ne pouvons nous empêcher de regarder comme infiniment plus dangereux que l'opération même.

En finiffant ce chapitre, on ne doit pas ré-
fifter à la fatisfaction de dire, que le Sieur
Loche a traité gratuitement, depuis fa découverte, des milliers de malades, & toujours
avec fuccès, n'ayant jamais bleffé un feul
œil. Il a guéri tout ce qui étoit poffible, &
foulagé les maladies incurables. Depuis deux
ans qu'il a été retenu à Paris, en 1781 & 1782,
il a traité jufqu'à douze & quinze cents malades, tous les jours : il continue de même à
donner fes foins à tous ceux qui les follicitent ;
& s'il a vu diminuer le nombre de ceux qui
viennent chez lui, il croit pouvoir dire que
c'eft parce qu'il a diminué le nombre des
victimes qui étoient affligées par les maladies
des yeux.

On doit ajouter, que l'adminiftration pu-
blique a veillé, dans tous les temps, fur les
guérifons qui s'opéroient chez lui ; & c'eft
avec un plaifir vraiment inexprimable, qu'il
témoigne la reconnoiffance qu'il doit à la
protection particulière dont elle l'a toujours
honoré.

CHAPITRE XII.

*Manière de faire ufage de l'Eau ophtalmique du
fieur Loche, & précautions à prendre pour n'en
pas diminuer l'effet.*

LE malade étant affis, renverfe la tête :
celui qui eft chargé de le panfer, doit lever

& ouvrir la paupière supérieure avec le doigt, & laisser tomber une ou deux gouttes de cette eau sur le milieu du globe de l'œil, afin qu'elle s'introduise sous les deux paupières. Il faut en mettre également aux deux yeux, soit qu'il y ait du mal ou non; cette précaution est nécessaire, parce qu'elle empêche l'âcreté de l'œil malade, de se jeter sur celui qui est sain. On doit en user sans crainte, parce qu'elle ne peut que fortifier le bon œil, sans jamais causer aucun accident.

Le malade, après avoir reçu deux gouttes de l'eau dans chaque œil, doit baisser la tête, pour que les larmes puissent sortir plus facilement.

Au bout d'un quart d'heure, on verse encore deux gouttes de l'eau dans chaque œil, ce qui cause au malade une douleur beaucoup plus sensible que la première fois. C'est la preuve que le remède produit le bon effet qu'on en doit attendre.

Alors, souvent il sort des yeux, des eaux blanches, & le malade mouche beaucoup.

Ce pansement doit se répéter le matin & le soir, pendant la première semaine; ensuite il faut que le malade se fasse verser de l'eau trois fois le matin & trois fois le soir, en laissant toujours un quart-d'heure de distance entre chaque fois, & continuer ainsi jusqu'à parfaite guérison.

L'inflammation qui pourroit paroître sur les yeux, ne doit causer aucune inquiétude; elle ne peut jamais causer d'accidens, & vient uniquement de l'action du remède.

S'il arrivoit qu'il forte du fang par l'œil ou par le nez, ce qui peut avoir lieu lorfque les maladies des yeux proviennent de chûtes ou coups, le malade ne doit pas s'en inquiéter: cette révolution accélérera fa guérifon ; il y a des malades à qui il eft forti plus de trente gouttes de fang.

Si les yeux ont befoin d'être lavés pendant le traitement, il faut bien fe garder de fe fervir d'eau froide ; mais on doit employer l'eau tiède. Il eft bien important de ne jamais mettre de compreffes, parce qu'elles empêchent l'humeur de fortir, & occafionnent différens accidens : il faut laiffer un libre cours à l'effet du remède.

Si, pendant le traitement, on avoit befoin d'être purgé, il faudroit avoir recours aux purgatifs doux & légers, & ne point faire ufage de médecines fortes, ou qui puiffent caufer d'irritations.

L'ufage du remède n'exige pas de régime particulier ; mais il eft bon de fe rafraîchir, & tenir libre, dans les fuites de petite vérole, humeurs laiteufes, maux d'âges critiques, &c. Au furplus, il convient de vivre en tout, fagement & fobrement ; car il n'eft pas douteux, que les excès en tout genre nuifent à l'effet du remède.

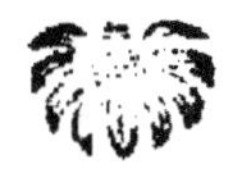

CHAPITRE XIII.

Liste des perfonnes qui, après avoir éprouvé les bons effets du Remède du fieur Loche, fe font réunies pour figner un Mémoire préfenté à M. le Lieutenant-général de Police, par quatre d'entr'elles, qui ont accompagné chez ce Magiftrat, douze perfonnes radicalement guéries de maladies des yeux, déclarées incurables.

MESSIEURS,

Marquis de Granville.
Ligneries.
Yvel.
La Live de la Briche, introducteur des Ambaffadeurs.
Sandré.
Marquis de Briqueville
Chevalier de Lanffac.
Marquis d'Egrigny.
Dagain de Villette.
Romé de Lisle.
D'Isle.
Chupin.
Hazon, Intendant des bâtimens du Roi.
Waubert de Rerchu.
Waubert.
Chevalier de S. Cezaire.

S. Julien.
Wagner, de Berne.
De Rofny.
Marquis de Vernouillet.
De S. Marc.
Groubentall.
Marquis de Barbantane.
Goffey.
Maffon.
Métrac, ancien Général de l'ordre des Céleftins.
Guillebert.
Roc.
Le Begue.
Comte de Conwray, Brigadier des Armées du Roi.

Feyr.
Gary.
Morin.
Marquis de Montau-
  ban d'Artigny.
Builfon.

Dumont.
De S. Domingue.
Boniface de Thoflet.
Duquefnoy.
Le Comte de Therut.

M E S D A M E S.

Clément de Loges.
Clément de Ste Palaye.
Le Rebour de Forges.
Hazon, veuve de M.
  le Clerc, Confeiller
  au Parlement.
Préfidente de Corbe-
  ron.
Ravenes de Sanéty.
Duftene de S. Marc.
Groubert de Grouben-
  tall.

Marquife d'Egrigny.
Comteffe d'Olembray.
Mathieu.
Chandelier.
Marquife de Premany.
Marquife de Vareilles.
Bellanger Dupré de
  S. Maur.
Marquife d'Albert.
De Mefmes, au chà-
  teau de Vincennes.
De Lanty.

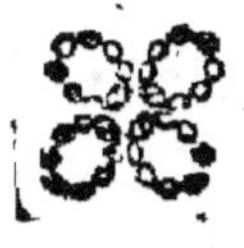

NOUVELLES
OBSERVATIONS
SUR LES
MALADIES DES YEUX.

AVERTISSEMENT.

JE me propose dans ces nouvelles Obser-vations de faire connoître plus amplement les effets d'un remède accueilli du Public.

J'ai eu la satisfaction de préserver de fâcheux accidens qui attaquent l'organe de la vue & les parties qui répondent aux yeux, un grand nombre de personnes & sur - tout de ce sexe qui a un si grand intérêt d'en conserver la beauté. J'ai réussi souvent aussi à perfectionner dans des enfans l'organe de la vue, de manière à leur en assurer l'usage aussi long-temps que durera leur vie, & de les garantir des maux qui dès l'enfance attaquent cet organe délicat.

Rien n'est plus précieux que la vue, & rien n'est si facile à altérer ou à perdre.

La plupart des hommes négligent de la mé-nager & passent à la regretter aux années de la vieillesse.

Souvent cet organe a de la peine à se for-mer dans l'enfance, & si l'on ne s'applique pas à seconder la nature par des moyens sûrs, ples & doux, il en réfulte des accidens fâcheux.

Il y a dans les enfans tout à la fois une délicateffe de fibres & d'organes & une furabondance de vie qui fe réuniffent pour les rendre plus fenfibles à toutes les impreffions extérieures, telles que le froid, la chaleur & l'humidité. Or la partie du corps humain la plus fenfible & la plus expofée à ces impreffions, eft le vifage & fur-tout les yeux.

De-là ces fluxions, ces gourmes, ces chaffies, ces inflammations qui affligent l'enfance, & qui, peu dangereufes dans les commencemens, ont fouvent des fuites très-funeftes par les mauvais traitemens, par la négligence & par l'erreur de quelques oculiftes, dont la méthode eft auffi abfurde dans la théorie que fatale dans la pratique.

La caufe de prefque toutes ces maladies, eft une fuppreffion de tranfpiration, & une compreffion d'humeurs qui affecte tantôt la partie extérieure & quelques fois même l'intérieure des yeux.

Dans l'âge viril les maladies des yeux ont des caufes plus multipliées, & qui exigent des obfervations qui ne peuvent fervir qu'à démontrer l'abus des traitemens intérieurs, des régimes affoibliffants, des remèdes qui agiffent fur la maffe du fang, & des opérations qui fe font avec des inftrumens tranchants.

Dans les hommes déjà formés, toutes les caufes des maladies des yeux font, la colere, l'ufage des faignées, les excès avec les femmes, les effets des remèdes métalliques imprudemment adminiftrés.

Déux autres caufes fe réuniffent aux précé-
dentes à l'égard des femmes, le commence-
ment & la perte du flux monftruel & les humeurs laiteufes.

Les fuites de la petite vérole affectent également les deux fexes dans tous les âges de la
vie, mais les maladies des yeux qui en réful-
tent forment une claffe particulière où il fuffit,
que le remède agiffe comme vulnéraire.

Les bleffures aux yeux font fouvent regardées comme étant fans remède, & le forgeron,
qui a reçu dans l'œil un éclat de fer rouge, fe
réfout à le perdre, & fouvent même fe met entre
les mains d'un manipulateur, qui fait confifter
fa gloire à le lui extirper avec adreffe pour y
fubftituer un œil de verre. S'il a recours à
moi promptement, je réponds de lui conferver
fon œil, & même de lui rétablir la vue, quand
même le globe de l'œil auroit été fendu & en
danger de fe vuider par la bleffure. Ce font
de pareilles guérifons qui ont caufé tant de
furprife, il y a quatre ans, lorfque l'affluence
des malades que je guériffois gratuitement,
me força d'abandonner mon pays & mes affaires, pour me livrer entièrement à fecourir
le Public.

Ces cures paroîtront cependant fimples &
naturelles, lorfque j'aurai développé ce qu'un
grand nombre d'expériences m'a fait remarquer
dans l'anatomie de l'œil, & que l'on fera attention à la qualité du remède, dont je fuis
l'inventeur, qui, quoique doux & balfamique,
eft le plus puiffant de tous les vulnéraires connus
& certainement le plus prompt dans fes effets.

Il eſt bien intéreſſant pour les pères & mères de pouvoir ſe procurer du remède, qu'ils puiſſent avoir ſans ceſſe à leur diſpoſition. & trouver au moment même où leurs enfans peuvent ſe bleſſer. Ils pourront par ce moyen prévenir ſur le champ les accidens les plus graves & qui, ſans ce ſecours, deviendroient irréparables.

Il eſt bien intéreſſant pour eux, que dans les fluxions, les inflammations, les ophtalmies, dans les gourmes & dans les ſuites de petite verole, qui attaquent ſi ſouvent les enfans, ils puiſſent les guérir en peu de temps ſans s'adreſſer à des chirurgiens, qui, quoique très-habiles peut-être en d'autres parties, n'ont pas l'habitude de guérir les yeux, ou qui ſuivent des méthodes peu convenables.

Trop ſouvent il arrive qu'un enfant attaqué d'une fluxion ou d'une inflammation provenant d'un coup d'air, eſt livré à des médecins, qui ſous prétexte de détourner l'humeur, employent des véſicatoires qui l'irritent davantage, & appliquent ſur les yeux des cataplaſmes, des compreſſes, & des bandages qui en même temps qu'ils fixent l'humeur, lui ferment toutes les iſſues, enſorte que le mal qui n'attaquoit d'abord que les paupières & la conjonctive, gagne le globe de l'œil & la cornée tranſparente, & qu'après une ou deux années de tourmens & de régime, l'œil ſe trouve entièrement perdu. Tels ſont les malheurs que je travaille à prévenir en inſtruiſant le Public, ſur des objets ſimples & dont on a fait juſqu'à préſent une ſcience compliquée.

INTRODUCTION

*Extraite des Observations des plus célèbres Oculistes,
ou Discours sur l'Anatomie générale de l'œil,
comprenant ses parties extérieures, ses membranes
& vaisseaux perceptibles.*

JE n'ai pas la prétention de faire valoir
mon habileté, ni de m'approprier les lumières
des autres, mais ayant à parler des maladies
des yeux, j'ai cru indispensable de placer ici
cette introduction, afin de familiariser mes
lecteurs avec les expressions dont je serai obligé
de me servir.

Dans les temps les plus reculés, il y a eu
des médecins qui se sont consacrés à l'étude
& au traitement des maladies des yeux.

ON DOIT DIVISER EN DEUX PARTIES LES MALADIES DES YEUX.

*La première comprend les affections des parties qui
environnent cet organe, & la seconde les maladies
du globe de l'œil.*

EN général les médecins sont d'avis, que
ces maladies ne sont pas tellement propres aux
yeux, qu'elles demandent un traitement particulier & différent de celui qu'on employe
pour combattre les autres maladies, ils pensent
que

que pour un ulcère qui attaque la cornée
transparente, il faut remuer & dénaturer toute
la masse du sang, employer le petit lait, les
bains, les fréquens purgatifs, & les cataplasmes
ou collyres adoucissants. Pendant cette opération qui dure plusieurs mois, l'ulcère fait des
progrès & perce le globe de l'œil qui se vuide
& se fond, & l'on dit que ce n'est point la
faute de l'art ni de l'artiste, mais celle de la
nature.

Voyons par l'examen des différentes parties
extérieures & intérieures de l'œil, s'il est en
effet nécessaire que toute la masse du sang soit en
mouvement, pour attaquer des parties aussi sen-
sibles & d'une extrême ténuité.

SECTION PREMIERE.

Des parties qui environnent le globe de l'œil.

LES yeux sont composés des parties dures
& molles.

Les os du crâne & de la face forment des
cavités voisines du nez, que l'on appelle or-
bites & qui ont à-peu-près la forme de deux
entonnoirs, toutes les autres parties des yeux
sont molles.

Ces parties molles doivent se diviser en parties internes & parties externes.

Les externes sont les sourcils, les paupières, la caroncule lacrymale, les points lacrymaux.

C

Les internes font les muscles, la glande lacrymale, les nerfs, les vaisseaux sanguins, la graisse & le globe de l'œil qui exigent une anatomie séparée.

Parties externes de l'œil.

Les sourcils font destinés par la nature à défendre l'œil de l'eau, de la sueur, & même de la poussière qui pourroit tomber du front, & à modérer, en les abaissant, les impressions trop vives de la lumière; ils doivent être placés en arcs au-dessus des paupières.

Les Paupières.

1°. Les Paupières se joignant & s'élevant ou s'abaissant à volonté, forment une espèce de voile ou de rideau placé transversalement au - dessus & au - dessous de la convexité du globe de l'œil, elles forment deux angles à leur jonction du côté de l'œil ; le plus voisin du nez est appellé grand angle. Les Paupières sont composées de l'épiderme, sous lequel est une peau douce & très-mince, & la membrane appellée *adipeuse*; elles sont terminées par deux minces cartilages appellés *tarses*, sur lesquels sont plantés les cils.

Deux muscles font mouvoir les Paupières, l'un est particulier à la Paupière supérieure qu'il élève & abaisse très- promptement, on le nomme *releveur propre*; le second appellé orbiculaire est commun aux deux Paupières, dont il fait le tour en forme de *sphincter*, &

fert à les maintenir pour préferver le globe de
l'œil.

Des glandes fébacées, placées à la furface
interne des Paupières, fourniffent la matière
de la chaffie.

2°. *La Caroncule Lacrymale.*

La Caroncule Lacrymale, eft placée dans
l'orbite hors du globe de l'œil au grand angle,
& dans l'appendice de la fente de l'œil. C'eft
une glande fébacée pleine de follicules, qui
donne une efpèce de cire qui fort par de petits trous.

3°. *Les Points Lacrymaux.*

Les points Lacrymaux font deux petites ou-
vertures, placées une de chaque côté, au
grand angle des yeux vers l'extrémité des tar-
fes. Ces deux conduits vont obliquement vers
le fac lacrymal & fe réuniffent vers le nez derrière la jonction des Paupières, où chaque
conduit s'élargit, & prend le nom de fac lacrymal.

Parties internes.

1°. *Les Mufcles.*

Le globe de l'œil a fix mufcles, qui lui font
propres.

Quatre font appellés mufcles droits.

De ces quatre mufcles, l'un eft appellé fu-

périeur, & l'autre inférieur ; le troisième, &
le quatrième, externes.

Ils font attachés d'un côté autour du trou
optique, & de l'autre viennent former fur l'œil
la membrane *albuginée*.

Le cinquième mufcle s'appelle *le grand* oblique, il eft attaché au-deffous du mufcle droit
interne, après avoir paffé fous la poulie car-
tilagineufe, que l'on remarque à la partie or-
bitaire du coronal.

Ce mufcle fe porte au globe de l'œil, derrière le mufcle droit interne.

Le fixième mufcle eft appellé *petit* oblique,
il part du bord inférieur de l'orbite, paffe obliquement fous l'œil & va finir au même endroit
que le *grand* oblique.

2°. *La Glande Lacrymale.*

Au deffus du petit angle de l'œil, eft une
glande appellée Lacrymale, qui fépare les
larmes & les verfe par les conduits excréteurs,
qui s'ouvrent fous la Paupière fupérieure.

3°. *Les Vaiffeaux Sanguins, la Graiffe, les Nerfs.*

Les Vaiffeaux Sanguins ne comportent, quant
à préfent, aucune defcription particulière ; il
fuffit de favoir que les artères des yeux viennent des deux *carotides*, & que leurs veines
vont fe rendre, partie au Sinus de la dure
mère, partie aux veines jugulaires.

A l'égard de la Graiffe, il fuffit de dire
qu'entre les quatre mufcles droits, on trouve

un peloton de graiſſe qui ſert à favoriſer les mouvements de l'œil. Les nerfs des yeux viennent de la ſeconde, troiſième, quatrième, cinquième, & ſixième paire de nerfs.

SECONDE SECTION.

Anatomie du Globe de l'œil.

LE globe de l'œil, eſt un compoſé de pluſieurs parties dont les unes forment une eſpèce de coque par l'aſſemblage de différentes couches membraneuſes appellées *Tuniques*. Les autres parties ſont fluides ou gélatineuſes, & renfermées dans les capſules, ou eſpaces que forment les membranes, ou tuniques; on leur donne aſſez improprement le nom d'humeur du globe de l'œil.

Membranes ou Tuniques, qui conſtituent le globe de l'œil.

Entre les Tuniques qui conſtituent le globe de l'œil, on remarque trois différentes eſpèces. La première appellée membranes acceſſoires, parce qu'elles ne ſervent qu'à fortifier les autres Tuniques; telles ſont *la conjonctive* & *l'albuginée.*

La ſeconde eſt celle des membranes, qui conſtituent le globe de l'œil; on en compte trois, ſavoir, la *Sclérotique*, la *choroïde* & la *rétine.*

La troiſième eſt celle des Tuniques propres,

il n'y en a que deux qui font la membrane vitrée, & la criftalline.

1°. *La conjonctive* forme ce qu'on appelle le blanc de l'œil, elle eft tranfparente & aboutit aux deux Paupières fous le mufcle orbiculaire.

L'Albuginée réfulte des tendons, des mufcles de l'œil.

2°. La *Sclérotique* eft formée de deux portions, l'antérieure eft tranfparente & s'appelle *cornée tranfparente*; l'autre portion eft opaque, & s'appelle *cornée opaque*, ou *Sclérotique*. Cette membrane, qu'on croit être une production de la dure-mère, eft la plus épaiffe de toutes celles de l'œil. La *choroïde* eft noirâtre ou brune, & tapiffe la fclérotique jufqu'à la partie appellée *cornée tranfparente*, à laquelle elle s'attache fortement pour former le ligament ciliaire ; abandonnant enfuite la cornée, elle fe porte tranfverfalement pour former l'iris où fe trouve le trou rond, appellé *prunelle*, ou *pupille*. Ce trou fe refferre & fe dilate par le moyen des fibres mufculaires de l'iris.

La *Rétine* eft blanche, d'un tiffu tendre & mufqueux ; elle eft formée par l'expanfion du nerf optique, qui ayant tapiffé le fond du globe de l'œil, s'avance dans toute fa circonférence & fe termine autour du ligament ciliaire.

3°. La *membrane vitrée* eft une membrane très-mince, très-déliée & néanmoins compofée de deux lames, l'une interne & l'autre externe. Ces deux lames paroiffent fe féparer vers leur partie antérieure : la lame interne s'applique exactement contre la face intérieure de l'humeur vitrée; la lame externe s'avance & se prolonge en devant pour former la capsule du cristallin.

La capsule du cristallin, n'est autre chose qu'un prolongement de la membrane vitrée.

L'espace contenu entre la cornée transparente & l'iris, s'appelle *chambre intérieure*; celui qui se trouve entre l'iris & le cristallin, s'appelle *chambre postérieure*.

Des Humeurs du Globe de l'œil.

Ces humeurs du globe de l'œil, font au nombre de trois : savoir, l'humeur *aqueuse*, la *cristalline*, & la *vitrée*.

L'Humeur aqueuse, est une sérosité limpide, qui occupe les deux chambres de l'œil.

La cristalline, n'est pas une humeur comme on l'appelle vulgairement. C'est un corps centiculaire, qui a de la consistance, des cartilages, & des vaisseaux *imperceptibles*, mais dont l'existence ne peut pas être revoquée en doute, & dont le changement entraîne quelquefois l'opacité du cristallin, appellée cataracte. Ce corps a la transparence du cristal, il est logé sur la face antérieure du corps vitré & retenu par la lame de ce corps vitré, qui le recouvre.

L'Humeur vitrée, est une humeur gélatineuse, & très-claire, & très-limpide. Elle doit être en grande abondance dans un œil bien conformé, elle occupe le fond de l'œil, & est immédiatement appliquée sur la *rétine*. La rétine est proprement l'organe de la vue. C'est de la réflexion que le corps vitré opère sur la rétine, que provient la faculté de voir. C'est à elle que toutes les parties de l'œil se rapportent, & c'est elle seule qui reçoit les impressions des rayons de lumière, qui tracent sur elle les images des objets, comme le miroir dans la chambre noire ou optique.

C'est de-là que les objets extérieurs se réfléchissent au cerveau, par le moyen des esprits contenus dans les fibres des nerfs optiques, qui la composent; & cela à la manière des autres sens.

Voilà tout ce que l'anatomie enseigne sur le globe de l'œil. On parcourroit mille volumes, sans en apprendre davantage, & ce qu'on y liroit, auroit moins de clarté.

Sans doute l'humanité est très-redevable à ceux, qui, le scapel en main, ont les premiers observé & connu les différentes parties de l'œil, & leur ont donné des noms, qui facilitent les moyens de le reconnoître; mais elle ne doit, je crois, aucune reconnoissance à ceux, dont la main téméraire ose porter le fer sur des organes d'une si grande délicatesse, pendant qu'ils sont encore pleins de vie, & y faire des opérations dont le danger égale l'impuissance.

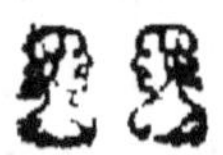

CHAPITRE PREMIER.

Syſtême du Sr Loche, fondé ſur l'Expérience.

EN même temps, que je donne au Public un remède d'une rare utilité, je dois, pour acquérir des droits à la reconnoiſſance, le mettre en garde contre les obſtacles & les préjugés de tous les genres, que l'intérêt ſordide, l'habitude & un eſprit de corps mal entendu, s'efforceront d'oppoſer à mes nouveaux ſuccès; tous les jours ils ſe renouvellent, & tous les jours je dois m'attendre à de nouveaux ennemis.

Mon deſſein dans ces obſervations eſt de communiquer au Public les lumières que la ſeule expérience, aidée de la réflexion, m'a fait acquérir ſur les opérations de la nature, en ce qui concerne la faculté de voir, & la conſervation de cette faculté.

Mon ſyſtême eſt, que les maladies des yeux ont très-rarement les cauſes éloignées que beaucoup de praticiens leur ſuppoſent, & que pour guérir ces maladies, il faut d'abord appliquer le remède à l'œil même, afin de le préſerver, de le fortifier, & de lui donner aſſez de reſſort pour réſiſter à l'humeur en attendant l'effet des purgatifs, ou des autres remèdes, dans les cas très - rares où ces remèdes ſont néceſſaires.

Une expérience de trente années, me confirme dans ce ſyſtême qu'aucun accident n'a jamais démenti.

J'établirai aussi quels sont les effets & les qualités de l'Eau ophtalmique que je compose, les cas auxquels elle s'applique, & la manière de s'en servir.

On verra comment elle agit & supplée à des opérations aussi douloureuses qu'infructueu-ses, & très-contraires à la saine théorie, que j'espère établir avec clarté.

J'ai déjà annoncé dans mon *Précis sur les Maladies des Yeux*, que je ne me conduisois dans le traitement de ces maladies que d'après l'expérience, & que tout système qui n'étoit pas fondé sur elle, étoit une témérité. " Il est
„ déplorable, ai-je dit, que des milliers de
„ citoyens, des mères de familles, d'enfans qui
„ faisoient l'espoir de leurs parents, soient
„ victimes de la présomption de ceux à qui
„ ils s'adressent.

„ L'extrême ténuité des organes des yeux, leur
„ rapport avec l'origine des nerfs, la sensibi-
„ lité excessive de cette partie délicate & pré-
„ cieuse, ne permettent point à l'homme sensé
„ de se livrer à des spéculations toujours in-
„ certaines, sur leurs causes premières ou rap-
„ prochées. (*a*).

„ La multitude & la nature des guérisons opé-
„ rées par mon remède, donnent lieu de conjec-
„ turer que le plus grand nombre des maladies
„ des yeux, n'a pas de causes éloignées, &
„ que cet organe est presque toujours affecté
„ par des causes extérieures, qui agissent immé-

***

(*a*) Précis sur le nouveau traitement des Maladies des Yeux, par M. Loche, chapitre 1er.

,, diatement fur lui , & rarement par des caufes
,, intérieures, qui ne peuvent s'y communi-
,, quer, que par une fubverfion générale de
,, l'œconomie animale. Voilà d'où vient que
,, les remèdes extérieurs & immédiats, y réuf-
,, fiffent beaucoup mieux que les remèdes in-
,, térieurs, ou éloignés ,,.

Je fuis maintenant en état de démontrer,
que ce que j'annonçois alors comme une conjecture, eft une vérité ; & je le démontre par
l'anatomie elle - même des vaiffeaux & des
membranes du globe de l'œil. C'eft en agiffant
immédiatement fur ces vaiffeaux , comme vulnéraire & tunique, c'eft en les pénétrant fans
jamais les irriter, que mon Eau opthalmique
force les humeurs & les férofités nuifibles,
qui caufent les inflammations , les engorgemens
& les ulcères, de fortir au-dehors, après avoir
débarraffé les tuniques, les membranes, ou les
vaiffeaux qui étoient endommagés , en faifant
fortir des eaux quelquefois blanches, quelquefois limpides, quelquefois très-froides, & fouvent
fi âcres qu'elles corrodent, en s'écoulant, la peau
des joues; elle répare par fes qualités balfamiques
les ravages, qui avoient été faits à la partie affli-
gée, elle aide doucement la nature, qui ne de-
mande qu'à fe délivrer, & feconde la main du
médecin, toutes les fois qu'il ne lui oppofe
plus d'obftacles par une méthode fautive.

On s'étonnera peut-être, que n'ayant point
paffé ma jeuneffe fur les bancs de l'école,
j'entreprenne d'entrer en lice après tant de
docteurs, qui ont écrit de gros livres fur les
maladies de l'œil ; mais ce que l'on fent bien,

on l'exprime bien. Il y a trente ans, que je me fuis appliqué à guérir les yeux de toutes les perfonnes qui réclament mon fecours, je n'ai pas eu befoin d'autre maître que de l'expérience. J'ai guéri & je guéris tous les jours des malades, qui n'ont pas trouvé même de foulagement chez des perfonnes, qui ont fait de longues études, mais qui n'ont pas eu le bonheur de poffëder un remède puiffant & d'en obferver fans ceffe les effets. Jamais celui que j'employe n'a eu des fuites fâcheufes, & il agit à tout inftant d'une manière furprenante, tantôt comme onctueux, ou pénétrant, tantôt comme déterfif ou comme vulnéraire ; & la manière dont il s'introduit dans les parties délicates & nombreufes, qui forment le globe de l'œil, m'a fait faire des remarques, que perfonne peut-être n'a été à portée de faire, fur la compofition de ces parties.

J'ai vu des cataractes, c'eft à dire, des épaifsiffemens du criftallin, difparoître, & le criftallin reprendre fa première tranfparence, après que les humeurs qui les avoient épaiffi, avoient été contraintes d'en fortir.

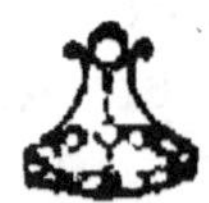

CHAPITRE II.

Moyens par lefquels le Sr L che fe propofe de faire comprendre l'efficacité furprenante de fon Eau ophtalmique.

POUR mieux rendre compte des effets de mon remède, j'ai cru devoir établir d'abord quelle eſt la formation & la ſtructure de l'œil, & quelles ſont les parties viſibles & conſtatées par l'anatomie.

Bientôt je ferai voir quelles ſont les parties ſur leſquelles la doctrine des gens de l'art n'a rien établi de poſitif & comment les erreurs de leurs conjectures, ſur ſes parties imperceptibles, les ont accoutumés à des méthodes pernicieuſes.

Les qualités de mon Eau ophtalmique s'accordent parfaitement avec la nature de ces parties, & les maintiennent malgré le dérangement que le mal voudroit y cauſer.

Pour démontrer cette vérité atteſtée par des guériſons innombrables, je diviſerai en deux claſſes les maladies des yeux, & quelles ſont celles qui affectent les parties intérieures, & je ferai voir comment mon remède agit ſur les unes & ſur les autres avec un égal ſuccès.

De la nature même de ces maladies, on connoîtra celles qui exigent l'aſſiſtance de quelques remèdes purgatifs, mais on ſentira auſſi combien il eſt néceſſaire d'entretenir l'eſtomac

en bon état, & d'éviter les faignées, les vef-
ficatoires, les cautères & tout ce qui peut ap-
porter quelque changement dans la circulation du fang, qui doit toujours fe reproduire
en égale quantité à l'entrée des vaiffeaux, qui
nourriffent les membranes des yeux & y recevoir, par différentes préparations dans des
glandes & des canaux imperceptibles, les chan-
gemens qui produifent enfin cette liqueur vitrée & limpide, fans l'abondance de laquelle
la vue eft trouble, & affoiblie, & dont l'ab-
fence produit l'aveuglement, dans les yeux
même dont la prunelle n'eft pas chargée d'o-
pacité.

CHAPITRE III.

*Comment le fang, qui fe porte trop abondamment
vers les veines & les vaiffeaux des Yeux, y caufe
des maladies dangereufes.*

ON a vu des hommes tomber dans l'aveuglement total après de violentes colères. Ce
funefte accident n'avoit point d'autre caufe, que
le dérangement que le courroux avoit produit dans la circulation du fang; & la partie
des yeux étant la plus foible, cette circulation y étoit arrêtée ou embarraffée, de manière
que l'humeur vitrée n'avoit pû fe reproduire,
& que la convulfion avoit caufé la confufion
de l'œil.

Je fuis certain qu'en tel cas mon Eau promp-

tement adminiſtrée pénétreroit les plus petits
vaiſſeaux, y donneroit du reſſort & les moyens
de reprendre leurs fonctions. On dit une *colere
aveugle*, cette expreſſion n'eſt point figurée,
elle eſt vraie dans ce ſens phyſique comme
dans le ſens moral. L'homme vigoureux au plus
haut degré de ſa colère ne voit point, il eſt
privé de la faculté de voir, & pluſieurs en
s'appaiſant ne l'ont point recouvrée.

D'après ce que je viens de dire, il eſt bien
facile de concevoir, pourquoi les dérangemens
du flux monſtruel & les commencemens & la
fin de ce flux périodique, cauſent tant de
maladies des yeux & d'engorgemens dans les
vaiſſeaux qui les environnent.

CHAPITRE IV.

*Les Saignées ſont pernicieuſes, les veſſicatoires ne
produiſent pas les effets, pour leſquels on les employe dans les Maladies des yeux.*

Nous avons dit dans le chapitre précé-
dent, comment la vue ſe perdoit par engorgement & obſtruction, elle ſe perd auſſi par
épuiſement, & défaillance de l'humeur vitrée.

Par Exemple.

1°. Dans la vieilleſſe.
2°. Par la débilité de l'eſtomac.
3°. Par les veilles & les travaux.
4°. Par les excès, que les deux ſexes font
   de leurs facultés génératives.

Alors la vue s'éteint par le défaut de nourriture suffisante, la faignée produit les mê nes
effets.

Le chile & le fang employ's à réparer des
fucs trop fouvent épuilés, ou entraînes vers
d'autres membres, par une nouvelle direction,
laiffent au dépourvu la partie délicate, qui
n'a point de force & de moyens pour attirer,
& faire retourner vers elle la fubftance dont
on l'a privée.

C'eft par ce méchanifme, que plufieurs perfonnes ont fenti leur vue s'ecouler avec le
fang, & font reftées à la fin de la faignée dans
d'éternelles ténèbres. Cependant on s'obftine
à faigner du bras, & du pied, à la jugulaire
& aux tempes, les perfonnes dont les yeux
font attaqués de maladies inflammatoires; on
diminue, & quelquefois on guérit l'inflammation, mais la vue s'affoiblit, & l'humeur augmente de force dans la même proportion; on
finit par devenir aveugle, & l'Oculifte prétend
que la maladie étoit incurable.

La même théorie fondée fur l'expérience
démontre l'inefficacité & le danger des veffi-
catoires, qui irritent les nerfs, & enflamment
le fang, & changent le cours des humeurs par
le foyer d'irritation qu'elles établiffent.

Mais, dira-t-on fans doute, ce foyer d'irritation détourne les humeurs & vous en con-
venez vous-même. Or les maladies des yeux
font fouvent caufées par des humeurs; oui,
mais ces humeurs font imperceptibles & d'une
extrême ténuité, comme les humeurs qu'elles
attaquent. Il y a plus, c'eft que plufieurs de
ces

ſes humeurs ſont de la même nature acide
& corroſive que les cantharides, & qu'en em-
ployant cette poudre dévorante, qui, de l'a-
veu de tous les médecins, paſſe & circule dans
le ſang, on augmente indubitablement la quantité & la nature âcre de cette humeur, qu'il
faudroit détruire.

Ce qui ſéduit les malades, c'eſt qu'en général un homme dont la vue eſt foible, trouble, voit & doit voir plus clairement dans les
trois premiers jours des veſſicatoires, parce
qu'ayant encore ſes forces ordinaires, cette
irritation donne du reſſort à ſes fibres, & ſes
yeux s'en reſſentent. Il voit par un moment
d'effort, mais ſa vigueur s'épuiſant par la ſouf-
france & par le régime, ſans lequel les veſſicatoires ſeroient inſupportables, ſa vue dé-
cline à meſure que ce régime ſe prolonge,
& le mal gagne à proportion des ſoins qu'on
emploie, dans l'intention mal dirigée de le
détruire.

CHAPITRE V.

*Remarques ſur les opérations, que quelques Ocu-
liſtes entreprennent d'exécuter ſur le globe de l'œil.*

Tout homme raiſonnable, qui réfléchira
ſur cet expoſé ſimple & naïf, que l'expérience
juſtifie & que la doctrine la plus ſubtile ne
ſauroit contredire, ſentira les mouvemens de
la méthode la plus générale. Et s'il y a une

adreſſe glorieuſe à opérer avec des inſtrumens tranchans, ſur une partie ſi tendre & dont les enveloppes & les artères ont tant de délicateſſe, d'un autre côté il n'y a pas d'homme de bons ſens, à qui l'idée d'opérations ſemblables ne cauſe un frémiſſement involontaire. Qu'il interroge des aveugles, en apprenant que la plupart d'entre eux ont ſubi des opérations ſi dangereuſes, il lui ſera difficile de ne pas croire que pluſieurs ont été victimes de la témérité des artiſtes, qui ambitionnent la gloire d'une belle opération, beaucoup plus que le ſuccès modeſte d'une guériſon facile.

Si toutes les opérations, qui ſe font dans les maladies des yeux, ne ſont pas impuiſſantes, elles ſont inutiles.

L'opération du ſtaphylome & beaucoup d'autres, qui ſe font ſur le globe de l'œil, n'aboutiſſent qu'à le percer & le vuider, ce qui entraîne l'aveuglement.

L'opération de la cataracte, eſt la ſeule dont le ſuccès éblouit quelquefois, mais pour guérir la cataracte, je n'ai pas beſoin d'employer le fer. La cataracte n'eſt qu'un épaiſſiſſement du criſtallin, occaſionné par un corps vicieux de ſubſtances, que mon remède fait ſortir en même temps qu'il rétablit, & raffermit les canaux par le dérangement deſquels cet accident étoit arrivé.

L'opération de la cataracte, dont nos oculiſtes modernes ſe vantent d'être les inventeurs, entraîne la perte du criſtallin. Les anciens ſavoient comme eux, que le criſtallin de l'œil n'étoit pas ce qui donnoit la faculté de voir, mais ils n'avoient pas ofé l'enlever, lorfqu'il le trouvoit épaiffi.

Il eft poffible de voir, après l'enlevement & la deftruction du criftallin, parce que la vue ne dépend pas du criftallin, elle dépend de la réflexion que les objets extérieurs & les rayons de lumière opèrent fur la rétine, par le moyen du corps vitré.

Mais fi le criftallin n'eft pas abfolument néceffaire pour voir, il fert à voir plus clairement, & lorfqu'il eft enlevé, il ne refte plus qu'une vue trouble & défaillante.

Pour guérir la fiftule lacrymale, il ne faut point d'opération, & j'en ai guéri beaucoup qui avoient été opérées fans aucun fruit; car dans cette maladie, l'opération n'affure nullement la guérifon.

Lorfqu'il y a aux parties extérieures de l'œil des brides charnues, des excroiffances, des loupes, il faut les couper. Je l'ai fait faire, notamment à l'égard de la Dame Leleu de Charonne, dont la guérifon authentique (quoique cette femme eut été déclarée incurable), eft conftatée au N°. 11. de la feconde claffe des Certificats, qui font à la fuite de cet ouvrage. (a)

Mais les circonftances où les opérations font néceffaires, font infiniment rares.

La goutte fereine a toujours été regardée

____

(a) Cette guérifon inattendue doit donner un refte d'efpérance aux perfonnes affez infortunées, pour être attaquées de la même maladie, & l'efpérance eft une chofe précieufe pour ceux, à qui d'autres oculiftes ne peuvent en donner aucune.

comme incurable, cependant j'ai guéri plusieurs personnes qui en étoient attaquées, notamment la femme Dujardin, *domestique de M.*
le Marquis de Bandol, Chevalier de Malthe & Grand-
Croix de l'Ordre de Bavière, demeurant à la barrière
de Vaugirard, dont la cure a paru si surprenante
en 1782, & que M. Doubles, docteur &
régent de la faculté de Médecine de Paris,
M. Petit, aussi docteur en Médécine de Paris, & MM. Grandjean, M. le Baron de Vin-
zelle, oculiste, & M. l'Abbé des Menceaux,
avoient tous déclaré incurable.

A l'égard des paralylies des yeux, des taches, des tayes, & des ulcères, mon remède
n'a jamais été sans succès dans ces maladies.

Les ophtalmies ordinaires se guérissent en
peu de jours.

CHAPITRE VI.

Observations particulières sur la vue.

Nous avons dit, & il est généralement
reconnu, que la vue dépend de l'impression,
que les rayons font sur la rétine en passant à
travers de la membrane vitrée, & de l'humeur
vitrée. Ce font donc ces parties qu'il faut conserver essentiellement dans le traitement des
maladies du globe de l'œil.

Mais comme ce font des parties, auxquelles
on ne peut toucher qu'après que l'œil est éteint,
il faut savoir comment elles se nourrissent,

afin de pouvoir furmonter les obftacles qui les affoibliffent ou les altèrent. Or voici quelles font les conjectures, que l'ufage de mon remède, & fes fuccès m'ont fuggérées fur la nourriture des deux corps tranfparens, & l'entretien de l'humeur aqueufe.

La tranfparence, fi pure du corps vitré & du criftallin, s'altère toutes les fois que le fang fe porte dans ces deux corps., dans le même état qu'il fe remontre dans les artères, & cela fuffit pour occafionner l'opacité.

Il eft donc néceffaire, que le fang. avant d'y arriver & de les nourrir, fe dépouille de toutes les parties groffières, & que ce qui fe fait à cet égard dans les organes, qui reçoivent immédiatement leur nourriture des artères, fe faffe ici par des voies détournées, & dans des parties étrangères.

On fait, que la formation naturelle qui fe remontre dans chaque partie du corps, n'admet que ce qui eft utile à la nourriture de cette partie, & que le furplus du fang fe décharge dans les veines ouvertes pour le recevoir.

De tous les petits vaiffeaux, qui traverfent la cornée, on n'en voit point qui fe portent au criftallin, ni au corps vitré ; mais il eft certain, qu'ils fe portent à la membrane déliée & tranfparente, qui recouvre ces deux corps, & fi on ne les voit pas même avec le microfcope, c'eft qu'ils font fi petits, qu'ils deviennent imperceptibles à nos fens.

Par exemple, on n'apperçoit dans l'état de fanté, aucuns vaiffeaux dans la cornée tranf-

parente, mais dans les inflammations lorſque
les vaiſſeaux du blanc de l'œil rougiſſent, on
en apperçoit une multitude d'autres infiniment
petits, mais viſibles dans la cornée tranſparente.

Mais s'il eſt certain, qu'il y a de même des
vaiſſeaux dans la membrane vitrée, il eſt également certain & inconteſtable, que ce ne
ſont pas ces vaiſſeaux qui nourriſſent l'humeur
vitrée, ni le criſtallin. Il y auroit trop de
diſproportion entre la petiteſſe de ces canaux
& l'immenſité de leur produit.

Voici donc comment cette liqueur précieuſe,
ſi tranſparente & ſi pure, paroît s'entretenir,
ſoit pour former le corps vitré, ſoit lorſqu'elle
ſe congèle dans le criſtallin.

Les vaiſſeaux nombreux, qui traverſent la
cornée, & aboutiſſent au cercle ciliaire & l'uvée,
ſont les canaux qui fourniſſent cette liqueur.
Si cette conjecture étoit fauſſe, ces vaiſſeaux
contiendroient moins de ſang, parce que l'uvée
eſt trop mince & le cercle ciliaire a trop peu
d'étendue, pour en conſommer une ſi grande
quantité.

D'après cette remarque, on concevra facilement comment mon Eau ophtalmique, paſſant
dans les vaiſſeaux de la cornée par ſa nature
pénétrante, en chaſſe & fait ſortir les humeurs,
qui s'oppoſoient à la tranſparence du corps
vitré, ou du criſtallin, qui ne tardent pas à
ſe régénérer, & a devenir purs par de nouvelles
ſecrétions.

On concevra encore mieux comment ſe fait
cette opération, qui avant l'explication que je

viens d'en donner , paroiſſoit incroyable lorſqu'on fera quelques réflexions ſur la manière
dont ces ſecrétions peuvent être produites.

CHAPITRE VII.

*Réflexions ſur les Secrétions, que fourniſſent le corps
vitré & le criſtallin.*

LES petits fibres de l'uvée, ſont autant de
canaux, où le ſang arteriel ſe dépouille des
particules inutiles pour la formation des corps
tranſparents , tandis que les parties pures ſe
portent juſqu'au cercle ciliaire.

Le cercle ciliaire, qui eſt de nature glandu-
leuſe, paroît filtrer une autre liqueur également-
ment pure, qui, entrant dans les canaux de
l'uvée, qui probablement ſont ouverts du côté
de ce cercle, comme beaucoup d'anatomiſtes
l'ont prétendu, ſe mêle avec l'humeur nourri-
cière qui vient de l'uvée, & ces deux liqueurs
n'en faiſant plus qu'une, continuent leur route
par les fibres ciliaires & ſe diſtribuent aux deux
corps tranſparents.

Le corps vitré paroît recevoir ſa nourriture, immédiatement des fibres ciliaires, qui
s'ouvrent auſſi-tôt que la liqueur a pénétré
cette membrane; mais le criſtallin ſéparé de
toutes parts de la membrane vitrée qui le
couvre , ne doit recevoir ſa ſubſtance que par
imbibition, & ſe trouve contenu dans cette
membrane, comme une petite éponge tranſ-

parente, qui feroit en infufion fous la convexité
d'un verre très mince.

D'après cet examen, il eft certain que le
criftallin eft de nature à être facilement pénétré, & que l'Eau que je compofe & que j'adminiftre fi heureufement, étant d'une nature
infiniment foluble & pénétrante, s'y introdui-
fant par les petits vaiffeaux de la membrane
vitrée, & par ceux des fibres ciliaires, après
avoir paffé dans l'uvée, peut y attaquer les
humeurs âcres ou purulentes qui l'épaiffiffent,
& les chaffer de même de l'humeur vitrée,
qu'ils corrompent.

Mais comment ces humeurs malignes for-
tent elles, & comment en éviter la répercuf-
fion ? C'eft ce que je vais expliquer dans le
chapitre fuivant.

CHAPITRE VIII.

*Comment les corps tranfparents de l'œil, fe dégagent
de leurs fubftances furabondantes & des maux
qui les attaquoient.*

LE fuc qui nourrit les corps tranfparens de
l'œil, ne fauroit y féjourner long temps fans
s'altérer ; il faut donc que, fuivant les loix de
la circulation, il rentre dans la maffe du fang
à mefure qu'il fe filtre un nouveau fuc.

Tous les anatomiftes affurent, que la membrane vitrée eft poreufe, c'eft-à-dire, percée
d'une infinité de petits trous, & que toutes les

cellules qui font dans le corps vitré fe com-
muniquent les unes aux autres. Par conféquent
ce fuc nourricier, étant fans cefse poufsé vers
le criftallin, les parties furabondantes font
obligées de fortir par les pores de la membrane
vitrée & de s'épancher au travers de la rétine, dont la contexture leur laifse un libre
pafsage entre le criftallin & la cornée tranfparente, pour y former cette humeur aqueufe
qui remplit le globe de l'œil, & le tient dans
une jufte étendue.

Cette humeur aqueufe pafse à travers les
petits corps noirâtres, qui rempliffent les conduits de l'uvée, comme à travers d'un fable
délié ; & les veines de l'uvée étant ouvertes
de pores ou trous ronds, ou oblongs comme
dans les autres parties membraneufes du corps,
l'humeur épanchée dans le globe de l'œil &
prefsée d'en fortir, trouvant ces voies ouvertes, fe glifse aifément & entre dans les grandes
veines, pour fuivre le mouvement circulaire
du fang.

L'intervention de mon Eau, dans cette circulation perpétuelle, poufse les corps étrangers
& oblige le fluide circulant de les entraîner,
& s'ils font d'une nature réfiftante au fubtile,
s'il y a inflammation ou engorgement, fon ac-
tivité les force de fortir par les pores de la
membrane criftalline, ou par les vaifseaux de
la cornée, qui dans ce cas fe brifent, & s'ex-
travafent plutôt que de conferver ces humeurs nuifibles. De-là ces eaux âcres & blanches, & ces gouttes de fang que les yeux
rendent quelquefois après le panfement, &

qui font le préfage affuré d'une prompte guérifon.

Les malades étonnés de tels effets, ne doivent en prendre aucune inquiétude, car mon
remède répare à l'inftant les ruptures néceffaires qu'il occafionne, il produit l'effet d'un
inftrument imperceptible, qui ouvre & coupe
les parties malades, pour en faire fortir les
humeurs nuifibles, comme les biftouris ouvrent
un abcès dangereux; & par fes qualités balfamiques & vulnéraires, il aide la nature à réparer promptement les folutions de continuité,
qu'il a occafionnées, & qui pour la plupart
font fi petites, qu'à l'inftant même où il en
fait fortir des eaux blanches ou du fang, on
ne peut pas les voir.

Quelques obfervations, que tout le monde
peut faire, fur les qualités de cette Eau, fe-
ront mieux comprendre comment elle agit.

CHAPITRE IX.

*Obfervations fur quelques effets du remède du Sr
Loche, qui en atteftent les qualités.*

LA petiteffe des organes des yeux & des
fibres & vaiffeaux dont nous avons parlé, ne
permet pas de voir diftinctement ce qu'elle
opère pour completter la guérifon; mais on
peut s'affurer qu'elle produit exactement les
effets que nous venons d'indiquer, en faifant
fur des corps & des maux plus vifibles, les
expériences fuivantes.

Première Expérience.

Un homme , s'étant fait une large brûlure, baſſinez-la ſur le champ avec cette Eau, ſans y mettre de compreſſe & renouvellez de demi-heure en demi-heure, tant que la partie ſera rouge & enflammée, il y ſurviendra une farine âcre, qui s'enlevera avec le doigt, & ſi la peau n'eſt pas entamée & que le charbon n'ait pas entré juſqu'aux chaires, il ne ſurviendra ni cloches, ni playes.

Pour vous aſſurer que le corps farineux, qui ſort par l'effet de cette Eau, eſt bien réellement le produit des corps ignés corroſifs, & diſſolvans introduits par la brûlure, & qui ſans ce panſement auroient produit en peu de momens, une cloche ſemblable à l'effet d'un veſſicatoire. Baſſinez de même une ſemblable partie de la peau, qui n'aura pas été brûlée, vous n'y verrez aucun changement ni aucune trace farineuſe ; quand même la brûlure ſeroit grave & profonde, il ne ſeroit pas néceſſaire d'employer d'autre remède. Il n'y en a point de meilleur , ni d'auſſi prompt.

Deuxième Expérience.

Prenez un veſſicatoire, que l'on deſire deſſécher, baſſinez avec cette Eau ophtalmique. Vous verrez ſur les endroits enflammés la même farine que ci-deſſus, & ſur ceux qui ſeront ulcérés en ſuppurations des eaux blanches, qui ſe changeront, en ſe refroidiſſant, en de petits corps carrés. Continuez matin, & ſoir, ſans mettre de compresse jusqu'à guérison parfaite ; elle le fera promptement.

Troisième Expérience.

Baffinez un bouton, ou cloud rouge & enflammé avec cette Eau. Le foyer de l'humeur fera bientôt refferré & le bouton ou cloud jettera abondamment, laiffant les chairs voifines, & la cicatrice fans aucune dureté, quand même le bouton eût été d'une nature rénitente.

Na. Si de tels boutons ou clouds provenoient d'un épaiffiffement de la limphe, ce panfement ne difpenferoit point de remèdes plus effentiels & purgations, mais l'effet momentané feroit le même.

Quatrième Expérience.

Baffinez avec la même Eau un vifage taché de rouffeurs, l'Eau s'étant féchée, il ne paroîtra d'abord rien à l'endroit baffiné ; mais après un temps convenable il en fortira une férofité limpide & légère, qui fe changera bientôt en des corps farineux, & les rouffeurs difparoîtront par l'ufage répété du même remède.

Il faut obferver, que fi les rouffeurs tenoient à la qualité de la peau, comme chez les perfonnes extrêmement blanches, les rouffeurs pourroient reparoître, quand même il n'en feroit pas refté de traces ; mais fi elles provenoient d'un effet paffager du foleil, elles feroient guéries.

Cinquième Expérience.

Bassinez une coupure ou blessure, la playe fera toujours nette, & il ne s'établira aucune suppuration, elle préviendra toute inflammation, & facilitera en même temps la réunion des chairs.

Sixième Expérience.

Bassinez une dartre vive & laissez-la sécher la dartre deviendra unie & luisante, il s'y fera ensuite une fermentation, & au bout de cinq minutes vous verrez sortir de la multitude de petits trous, qui attaquent l'épiderme, autant de petites gouttes d'une eau abondante & limpide, qui durcira en séchant & qui se renouvellera, après chaque pansement, jusqu'à l'épuisement de la dartre ; ce traitement doit être répété plusieurs fois par jour, & il convient de mettre des compresses sur les parties dartreuses & de se purger, & sur-tout pour celles qui proviennent d'un vice général de la limphe.

On ne doit pas craindre, que l'humeur rentre à cause des qualités absorbantes & alkalines de ce remède, cette Eau attirant l'âcreté de l'humeur.

Elle fait sortir de même les âcretés, que produisent les boutons occasionnés par la fermentation du printemps, l'excès du vin, ou l'irritation du sang, que produisent les veilles, & les travaux. L'expérience m'a appris que mon Eau ophtalmique, entr'autres propriétés, a celle de guérir toute espèce de dartres au

vifage ou ailleurs, & fes effets dans beaucoup
de cas que l'on ne peut conftater par écrit,
ont été confirmés par une infinité d'exemples,
& dont on auroit peine à croire le reçu, &
que l'on apprendra mieux par l'ufage.

Les dartres ne font pas toujours auffi rebel-
les, que beaucoup de praticiens veulent le
perfuader. Donner du reffort à l'eftomac, afin
de régénérer la limphe par des digeftions bonnes
& régulières, entretenir une évacuation facile
des humeurs par les grandes voies, & épuifer
la dartre par un remède pénétrant, qui force
les eaux corrofives à fortir de l'épiderme. Voilà
la méthode qui m'a jufqu'à préfent réuffi
dans des circonftances, dont j'ai moi-même
été fupris.

D'après de tels effets fur les parties fortes
& grandes du corps humain, on peut juger
de fa manière d'opérer fur les yeux.

1°. Elle eft infiniment foluble & pénétrante, elle s'introduit & paffe dans les plus
petits vaiffeaux.

2°. Elle eft onctueufe, adouciffante & balfamique.

3°. Elle eft active & déterfive.

Enfin, en intervenant dans la circulation
des parties, auxquelles on l'applique, elle leur
donne du ton, du mouvement & du reffort,
& chaffe au-dehors les humeurs qui enflamment,
engorgent, ou embarraffent les plus petits
vaiffeaux.

Nous allons maintenant faire voir, l'application de ce remède aux maladies.

CHAPITRE X.

*Les Maladies de l'œil, se divisent en deux classes :
savoir, celles qui attaquent les parties extérieures
de l'œil, & celles qui attaquent le globe de l'œil.*

DE ce que nous venons de dire, on peut
augurer que l'Eau ophtalmique, qui guérit si
facilement les brûlures, les coupures, les boutons, les dartres, agit puissamment sur les maladies extérieures de l'œil.

Les principes de ces maladies sont :

1°. Les tubercules, les verrues aux paupières, les tumeurs froides, & le charbon.

2°. La chassie purigineuse, la chassie
sèche, la chassie dure & la chassie squireuse
& livide.

3°. Les vices & la chûte des poils.

4°. Le renversement des paupières & les
excroissances.

5°. L'atonie autrement la paralysie des paupières.

6°. Le clignotement.

7°. Les érysipèles & humeurs dartreuses.

8°. La fistule lacrymale.

9°. L'ophtalmie, qui attaque également
les paupières, les glandes lacrymales, & le globe
de l'œil.

*Les Maladies des Tuniques & des Humeurs, sont
principalement :*

1°. L'ophtalmie.

2°. L'hypopyon ou le pus sous la cornée.

3°. Le staphylome ou hernie de l'uvée.
4°. Les pustules millaires.
5°. Le charbon de l'œil.
6°. L'orgelet.
7°. La rupture de la cornée.
8°. La rupture des membranes de l'œil.
9°. Les taies & les taches.
10°. L'atrophie ou diminution, & l'hydropisie, ou augmentation du volume du globe de l'œil.
11°. La contusion ou blessure de l'œil.
12°. La cataracte.
13°. L'hernie de l'œil.
14°. Les ulcères.
15°. La paralysie des nerfs de l'œil.
16°. La goutte sereine.

Il n'est aucune de ces maladies, que mon remède n'ait guéri, même la goutte sereine, que les gens de l'art ont regardé jusqu'à présent incurable, par tous les autres moyens usités.

Plusieurs oculistes supposent, que l'œil peut être attaqué de beaucoup d'autres maladies, mais comme ils ne sont pas d'accord entre eux à ce sujet, & qu'elles ont toutes un rapport direct avec les principales, je me dispenserai d'en parler.

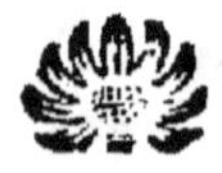

CHAPITRE XI.

CHAPITRE XI.

Des Maladies des Paupières.

LES tubercules & les verrues, qui font des maladies aſſez ordinaires des paupières, proviennent d'une cauſe acide, qui attaque la membrane réticulaire de la peau & fixe la limphe ; de manière que par ſon acrimonie, elle ronge les vaiſſeaux capillaires de la peau, ce qui occaſionne l'extravaſion des ſucs nourriciers, & produit des excroiſſances charnues.

Il y a des verrues & des tubercules de toutes formes & de toute eſpèce, c'eſt un jeu biſarre de la nature, qui jette au haſard des ſucs deſtinés à nourrir les chairs régulières. Il y a des excroiſſances pendantes, de larges à leur baſe, & d'autres qui ſont rondes & plates, il y en a de dures & de molles, de blanches & de rouges, de douloureuſes & d'inſenſibles, mais comme la cauſe eſt toujours celle que nous venons d'indiquer, mon Eau ophtalmique mange viſiblement ces produits irréguliers d'une ſubſtance extravaſée, pénètre les vaiſſeaux capillaires, & en rétablit les fonctions.

Je n'ai manqué aucune guériſon de cette eſpèce, même quand les verrues étoient douloureuſes, ulcérées, & accompagnées d'œdemes ou d'eryſipèles ; mais il ne faut pas ceſſer les panſemens auſſi-tôt que ces accidens paroiſſent guéris, parce qu'il faut les empêcher de renaître.

E

Les méthodes, que l'on emploie ordinairement, font l'eau minérale ou le beurre d'antimonie, qui corrodent la partie & y font une efcarre à laquelle les praticiens appliquent enfuite des panfemens méthodiques; il arrive fouvent que la chûte de l'efcarre fait dégénérer la verrue en cancer, fouvent auffi la verrue ainfi détruite par un moyen violent ne tarde pas à reparoître, d'autres emploient les inftrumens tranchans & les ligatures, mais les lumières de la raifon la plus commune doivent faire fentir qu'en ce cas la verrue ne tarde pas à repouffer.

On doit concevoir par la même raifon l'avantage fupérieur d'un remède qui, pénétrant toutes les parties du mal, en divife lentement les caufes, defsèche & fait tomber les mauvaifes chairs & les pellicules à mefure qu'il les atteint.

Le célèbre Deshayes Gendron ne craint pas de dire, dans fon Traité des maladies des yeux, que malgré toute l'attention que l'on peut avoir, il refte fouvent quelques petites racines, & que quand cela arrive, on doit s'oppofer à ce qu'elles pullulent en y touchant avec la pierre infernale, & comme cela ne fuffit pas, il propofe enfuite les difficatifs les plus violens, tels que la turbie, le vitriol &c. V. ch. 6. p. 188, du Traité des maladies des yeux. Peut-on donner une preuve plus effrayante de l'infuffifance de l'art.

Les kiftes ou loupes, lorgeolet, la grêle, la gravelle des paupières, font de la même nature que les verrues, la caufe eft toujours

un vice de la limphe, l'obstruction des glandes, l'extravasion d'un suc nourricier, la méthode des praticiens est de déchirer la partie,
pour emporter la surabondance, la mienne
est d'atténuer & de rétablir, par le plus simple
de tous les moyens, l'usage d'un liquide pénétrant, vulnéraire & disiccatif.

Je me contenterai d'ajouter, que les opérations
laissent presque toujours aux paupières des
brides ou des difformités. Que d'ailleurs les
plaies qui suivent ces opérations sont fort difficiles à guérir, à cause de la mobilité des
paupières; les cures qui ont été les plus longues entre mes mains, ont toujours été celles
où il avoit été fait des opérations & où il restoit
des playes faites par les instrumens ou les caustiques. J'ai fait flétrir & disparoître des loupes
très-grosses sans opération ni cataplasme, elles
pâlissent d'abord, ensuite elles se rident, &
leurs racines ne fournissent plus de sucs, elles
se dissipent par des eaux blanches continuelles, il
ne reste que des peaux mortes & livides, qui
tombent successivement, & sont suivies d'une
plaie quelquefois aussi large que la loupe,
mais nullement dangereuse, & qui ne tarde
point à se guérir, & sans qu'il y reste aucune
cicatrice.

Les tumeurs froides remplies de liquides, soit
qu'elles soient froides ou enflammées, sont
encore très-promptes à se guérir, quand même
elles proviendroient d'un vice scrophuleux,
pourvu qu'on n'attende pas au dernier moment
à faire usage de mon Eau.

Tous les oculistes conviennent, que si la

Des tumeu[rs] fixes, & fro[i]des, & c[…] charbon[s]

tumeur est occasionnée par l'engorgement de la glande lacrymale, il n'y a nulle autre précaution à tenter. J'attends avec impatience l'occasion de traiter une pareille maladie, j'espère que je serai plus heureux.

La tumeur ardente appellée *charbon*, ne résiste pas à l'application de mon Eau, mêlée à une substance qui sert à la fixer sur la partie malade, & les points cangréneux tombent & se cicatricent en peu de temps, mais si on laisse faire des progrès à cette fâcheuse maladie, avant de recourir à moi, je ne puis empêcher que le mouvement de la paupiere n'en soit altéré.

Les praticiens, pour en retarder les progrès, emploient les saignées, les vessicatoires, quelquefois les fétons, les lavemens émolliens &c. Mais les effets de tels secours sont si lents, si éloignés de la partie blessée, qu'il est rare qu'on en reçoive aucun soulagement. Pour moi, je suis assuré de préserver la paupière malade, quand même l'anthrax charbonneux seroit pestilentiel, ce que toutefois ne dispenseroit pas des autres traitemens, qu'exigent la fièvre & les autres symptomes qui pourroient se réunir en pareil cas.

Mon remède, en augmentant le ressort des vaisseaux, débarrasse la tumeur des sucs épaissis, borne la cangrêne, procure la chûte de l'escarre, & cicatrise l'ulcère ; c'est ce que tous ceux qui ont quelques notions de médecine concevront aisément, & assurément ils trouveront mon Eau plus puissante, que la dissolation d'ægiptiac dans l'eau-de-vie, les ma-

turatifs & les vulnéraires, que la routine emploie pour tâcher de produire les mêmes effets.

Les chaſſies, galles, & ulcères qui furvien-
nent aux bords & dans les parties intérieures
des paupières, font très-incommodes, & con-
duifent quelquefois à d'autres maladies dangereufes de l'œil, lorfqu'elles font maltraitées.
La plupart viennent des fuites de la petite
vérole.

On appelle chaſſie prurigineuse, celle d'où
il découle une fanie épaiffe, mêlée de larmes
âcres & falées, avec une démangeaifon & une
chaleur incommode à toutes les paupières, &
à l'œil même.

La chaſſie feule eft caractérifée par l'enflure
des paupières, & le collement des paupières
pendant la nuit.

L'une & l'autre proviennent de la mau-
vaife qualité des humeurs, qui enflamment
& obftruent les petites glandes febacées, qui
font au bord des paupières, comme elles annoncent un fang échauffé & chargé de particules falnies. Les rafraîchiffemens & les purgatifs
jouent un grand rôle dans le traitement ordinaire de ces maladies, mais combien de temps
faut-il les employer, avant que l'effet puiffe
s'en faire reffentir jufqu'à ces petites extrémi-
tés glanduleufes. Moi je commence par guérir
la chaſſie & les ulcérations, en dégageant les
glandes & les petits vaiffeaux de leurs obftruc-
tions, & j'ordonne en même temps à mes
malades des purgatifs doux & légers. La joie
qu'ils ont de fe trouver guéris, fuffit feule quel-

quefois à mettre le calme dans leur fang, &
à faciliter l'effet de ces remèdes légers. La nature eft une mère fi bonne, il ne faut que la
feconder. L'embarras & le dégoût des remèdes trop prolongés & trop difficiles, chagrine
les malades au point que j'en ai vu, qui venant
me trouver après plufieurs années de traitemens, & de fouffrances, me difoient qu'ils ne
defiroient pas conferver la vue, pourvu que
je pus mettre un terme à ce que le mal, &
les remèdes leur faifoient fouffrir, & j'ai eu
le bonheur de leur rendre le contentement &
la lumière.

Les humeurs laiteufes dartreufes, la gourme
des enfans, les deux âges critiques, & les fuites
de petite vérole occafionnent le plus ordinairement les ulcérations des paupières, il en réfulte fouvent de très-grands maux.

vices &
fûte des J'ai fouvent obfervé, dit M. Deshayes Gendron, Chap. 13. de fon Traité des maladies des
yeux, que les ulcères des paupières, qui arrivent à
la fuite de la petite vérole, réfiftent quelquefois à tous les remèdes & il en donne la raifon, c'eft l'ulcération des pointes ou trous ciliaires & même des glandes ciliaires, qui fe trouvent en partie détruites. Mais quel eft le moyen
puiffant qu'un fi habile homme recommande
pour y remédier. L'application de la pierre
infernale. Pour moi je n'ai jamais manqué de
telles cures fans employer ce moyen défefpé-
ré, qui détruit pour jamais les glandes & les
fcils, fans que la partie veuille fe cicatrifer,
moi je guéris l'ulcération des glandes & des
trous ciliaires, & les cils renaiffent comme fi
la partie n'avoit jamais été altérée.

Ceci me conduit naturellement à parler du dérangement des cils, appellés *Trichiaſes* & du renverſement des paupières, qui en eſt la ſuite.

Du Trichia-ſe, ou renverſement d[es] Paupières.

Ces maladies portent ſouvent les cils au-dedans de l'œil, ce qui cauſe une incommodité très-fàcheuſe, & quelquefois même le cartilage ſe renverſe, leur cauſe eſt la même que celle des ulcères & chaſſies.

Ces ulcères, venant à ſe cicatriſer naturellement, ou par des moyens violens, tels que ceux dont nous venons de parler, les cils tombent en tout ou en partie. Les pores de la peau par où ils ſortoient, reſtent détruits, l'extrémité du tarſe qui eſt le cartilage où les cils ſont plantés, devient plus compacte, & s'il renaît des cils, ils ſont obligés de ſe porter du côté où ils trouvent le moins de réſiſtance, d'où ils incommodent le globe de l'œil; il en réſulte des ulcérations à l'œil, des inflammations à l'extérieur & dans l'intérieur de l'œil, & une ſuite de maux fàcheux.

Il eſt facile de concevoir, que mon remède rétablit les choſes dans le premier état, en pénétrant la peau & la detendant ainſi que les cartilages, qui d'ailleurs ont une diſpoſition naturelle à ſe replacer dans leur premier état. Il guérit auſſi les ulcérations, que les cils peuvent avoir faites à la cornée, mais comme cette maladie n'eſt guères que la ſuite de la précédente, il eſt néceſſaire de l'éviter, car ſi la maladie étoit invétérée & le cartilage très-renverſé, il faudroit beaucoup de ſoins pour rétablir l'œil. L'opération pratiquée dans ce cas eſt ſi incertaine & ſi effrayante, que je ne puis comprendre comment on ose y recourir. Les fuites en peuvent être pires que la maladie elle-même, ainsi à chaque pas que le malade auroit fait, depuis l'ulcération de ses paupières, il ne seroit sorti d'une situation mauvaise, que pour entrer dans une pire.

Quand le dedans des paupières se déborde en dehors, il y a moins de dangers à courir, & mon Eau guérit absolument cet accident, qui accompagne assez souvent l'ulcération de la paupière inférieure, il guérit aussi les excroissances charnues, qui surviennent entre les paupières & le globe de l'œil, soit qu'elles aient une chaire grenue ou livide. De telles cures, dira-t-on, que l'on ne produit ordinairement qu'en coupant, ou en consommant l'excroissance, annoncent dans ce remède des effets caustiques, oui sans doute, mais qui agissent insensiblement, & dans le degré nécessaire pour diviser & pénétrer, sans attaquer autre chose que le mal.

Le relâchement & l'atonie des paupières, proviennent d'une humeur visqueuse, qui se porte sur la peau des paupières, & qui l'étend au point de lui faire perdre son ressort, ou de la compression des nerfs & des fibres du muscle releveur, laquelle empêche les esprits animaux de s'y porter.

Lorsque le relâchement provient d'une humeur visqueuse, la paupière est un peu tuméfiée, lorsqu'il est proprement une paralysie du muscle releveur, il ne paroît d'autre signe extérieur que la longueur de la paupière

& la difficulté de la lever. Dans ces deux cas l'Eau ophtalmique que j'emploie, rafermit les parties & dégage ces nerfs & les fibres, ou diſſipe, ou détruit l'humeur viſqueuſe & produit beaucoup plus d'effet que l'application extérieure & intérieure, que les eaux minérales & les compreſſes trempées dans l'eſprit de vin camphré, dont ſe ſervent ordinairement les oculiſtes. Il ſuffit de mouiller les yeux avec mon Eau ophtalmique & d'en frotter la paupière ſoir & matin.

La plupart des praticiens ont recours à des opérations, pour relever forcément les paupières & leur donner du mouvement, mais les plus célèbres atteſtent que ces opérations ſont inutiles & ne doivent être nullement propoſées, ſur-tout ſi les malades ſont avancés en âge.

La paralyſie du muſcle orbiculaire cauſe quelquefois un effet contraire, & alors la paupière eſt toujours ouverte; j'ai toujours réuſſi à ranimer cette partie ſans autre régime, que d'ordonner au malade l'uſage du vin vieux, & de bons alimens & quelques purgatifs toniques, & de mettre de l'eau dans ſes yeux deux fois par jour.

Quand c'eſt un vice de la conformation de l'œil, il ne peut ſe réparer dans les perſonnes d'un âge avancé, qu'il ſoulage cependant; mais dans les enfans l'uſage de mon remède aide le développement de la paupière.

Toute opération dans ce cas ne peut avoir de ſuccès.

Du Cli-

Le clignotement, ou mouvement convulſif tement.

des paupières, est ordinairement la suite d'une obstruction occasionnée par un air froid, & en humectant les vaisseaux, les paupières deviennent calmes & reprennent un mouvement réglé; les saignées, les bains, & la diète dont on use pour cette maladie, ne peuvent qu'affoiblir le malade sans le dégager de son mal, qui exige un topique spiritueux.

Les Dartres, Erysipèles des Paupières. Les humeurs dartreuses & les érysipélateuses, qui se jettent sur les paupières, sont promptement forcées par mon remède de se jetter au dehors, & les globules de sang qui s'étoient jettés dans les vaisseaux limphatiques sont bientôt divisés, les dartres disparoissent en moins d'un mois.

Les Blessures, les brûlures. Jamais ni les blessures, ni les brûlures n'ont résisté à la puissance de ce vulnéraire, il faut se servir de compresses, pour prévenir les inflammations & les accidens, la plaie se ferme en peu de jours sans laisser même de cicatrice.

Le larmoiement & la fistule lacrymale. Le larmoiement, les ulcérations des glandes lacrymales, les maladies de l'angle des yeux sont promptement arrêtés par le même moyen, puisque je n'en emploie pas d'autres pour guérir, sans opération, les fistules lacrymales.

La fistule lacrymale est un écoulement involontaire & continuel de l'humeur lacrymale, avec ulcérations du sac & des voies lacrymales, & écoulement de pus par les points lacrymaux & le canal nazal.

Les coups, les compressions font naître la fistule lacrymale, quand l'humeur lacrymale eſt en trop grande quantité ; elle produit de ſemblables effets par l'affoibliſſement des membranes. Cette fiſtule provient auſſi de ce que le ſac lacrymal, étant renfermé dans un canal oſſeux, tout l'effort que font les larmes ſe paſſe ſur le ſac lacrymal, alors les larmes qui ſont d'une nature ſalnie & âcre ne tardent pas à l'ulcèrer.

Toute opération eſt inutile & pernicieuſe dans cette maladie, que je guéris parfaitement en très-peu de temps. Je n'emploie pas même les injections, & je me borne à verſer quelques gouttes de mon Eau dans l'œil malade, elle pénètre les vaiſſeaux & ſuffit à guérir de cette manière les ulcères du ſac & des voies lacrymales ſans faire ſouffrir le malade, ſans aucun danger & en très-peu de temps, ſans aucun régime, parce que ce n'eſt autre choſe qu'une maladie locale & un accident qui n'a même rien de grave, quand on ne tarde pas à y remédier.

J'en ai guéri beaucoup qui avoient été opérés ſans ſuccès.

Il n'eſt point de maladie, pour laquelle la chirurgie ait propoſé plus de moyens de guériſon, que pour la fiſtule lacrymale, mais en les parcourant on en reconnoît l'impuiſſance.

L'eau minérale, le verd de gris, & même le plomb fondu, ſont les remèdes ordinaires parmi les praticiens dans le traitement de ces maladies. Les compreſſes qu'ils appliquent, réuniſſent ſouvent le ſac & l'oblitèrent, elles occaſionnent des inflammations & des calloſités,

& le tout se termine par une opération dou-
loureuse & inutile.

Après six mois d'injections & de sondes,
les choses sont presque toujours les mêmes.
Deshayes Gendron en convient dans son Traité,
aussi ne manque-t-il pas de recommander les
remèdes internes. M. Laforêt, dans son Mémoire
sur les maladies du sac lacrymal, inséré dans
les Mémoires de l'Académie de Chirurgie,
classe & définit parfaitement ces Maladies, mais
il n'indique pas les moyens de les guérir, il
emploie un grand nombre d'instrumens très-
ingénieusement inventés, mais tous fort dan-
géreux.

Deshayes Gendron avoue lui-même dans
son Traité, page 354, que tout ce que l'on a
imaginé jusqu'à ce jour est sujet à des incon-
véniens, mais les méthodes qu'il paroît préfé-
rer sont aussi compliquées & ne sont pas plus
efficaces. Ce qu'il y a de plus certain, c'est
qu'à la suite de l'opération de la fistule lacrymale, il survient aux paupières un éraille-
ment, dont le pronostic est mauvais & très-dif-
ficile à guérir par tout autre moyen que mon
remède, attendu que la cicatrice, qui suit cette
opération, étant profonde, tire à soi le cartilage inférieur & s'oppose à la réunion avec le
supérieur; mais mon Eau détend toutes les parties, & donne au cartilage la vigueur nécessaire, pour qu'il reprenne sa première place.

CHAPITRE XII.

Relevé des Certificats de quelques personnes qui ont été guéries avec l'Eau de M. LOCHE, Conseiller du Roi, ancien Maire électif de la ville de Verneuil au Perche, actuellement Chirurgien Oculiste privilégié du Roi, demeurant rue Tiquetone, à l'ancien Hôtel de Ventadour.

PREMIERE CLASSE. (*)

I. M. MAHEY, *Greffier en chef de l'Election de Verneuil.*

JE, Greffier en chef en l'Election, Procureur au Bailliage, & Receveur du Domaine de MONSIEUR, à Verneuil, y demeurant, Paroisse Notre-Dame, sous-signé, certifie & atteste à tous qu'il appartiendra, que mon fils le jeune, ayant été abandonné pour un instant par sa Bonne, à l'âge d'environ 20 mois, étant auprès du feu, y auroit pris une branche de bois, dont l'extrémité convertie en charbon embrasé, soit qu'en jouant avec, il se la soit portée dans l'œil, soit que par la pesanteur de cette même branche, elle s'y soit dirigée ; toujours est-il qu'aux cris affreux de l'enfant, j'y ai couru, ainsi que sa Mère & sa Bonne, & qu'y étant arrivés, nous avons trouvé à ses pieds ladite branche de bois embrasée par le bout ; que l'enfant ne cessoit de porter ses mains à son œil droit, ce qui nous a indiqué qu'il pouvoit être blessé ou brûlé : en effet, après en avoir fait l'examen, avons remarqué que la brûlure avoit opéré sur le globe ou

____

(*) *Le Lecteur est prié de ne faire aucune attention aux défauts de langage & de style qui se trouvent dans ses Certificats, auxquels on n'a pas cru pouvoir se permettre de faire aucun changement.*

cryſtal de ce même œil une petite tache blanche, autour de laquelle regnoit une petite inflammation. Cet accident auroit probablement fait des progrès conſidérables, ſi on n'y eût apporté un prompt ſours. En conſéquence, & d'après un nombre d'épreuves infinies de l'efficacité d'une Eau, dont chaque jour fait uſage M. Loche, négociant de cette ville, même gratuitement, tant pour le recouvrement de la vue, que pour toutes eſpèces de maladies des yeux, nous avons fait porter notre enfant chez lui, avec prière de lui adminiſtrer ſon remède, ce qu'il a fait avec tout le ſuccès poſſible, puiſqu'au bout de 7 à 8 jours il a été impoſſible d'appercevoir lequel des yeux de cet enfant avoit été brûlé.

Ma reconnoiſſance exige même que j'ajoute qu'il feroit, on ne peut pas plus, intéreſſant pour le bonheur de l'humanité, que cette Eau, pour ainſi dire miraculeuſe, fût connue de tous les hommes, puiſqu'elle donne de nouvelles forces à la vue qui commence à s'éteindre. C'eſt d'après cette épreuve, & beaucoup d'autres, & une reconnoiſſance de tous ces faits, que j'ai ſigné le préſent, pour valoir audit Sieur Loche ce qu'il appartiendra.

A Verneuil au Perche, ce 5 *Mars* 1781, *ſigné* MAHEY.

II. M. *le Comte* DUBROSSAY, *ancien Lieutenant-Colonel de Cavalerie*, & *Gouverneur de Joſſelin en Bretagne*.

JE ſouſſigné Lieutenant-Colonel de Cavalerie, Gouverneur de Joſſelin en Bretagne, certifie qu'étant logé à l'Hôtel d'Enghien, ayant vu un nombre conſidérable de perſonnes aller chez M. Loche, négociant à Verneuil, & à Paris pour ſon commerce, je me ſuis informé, étant logé au-deſſus de mon appartement, ce qu'il guériſſoit; on m'a dit qu'il avoit une Eau merveilleuſe pour la maladie des yeux : comme moi même j'y avois une fiſtule lacrymale, cela m'a engagé d'aller le trouver & de lui demander de ſon Eau, de laquelle m'étant ſervi cinq ou ſix jours de ſuite, lui me l'adminiſtrant, je me ſuis trouvé extrêmement ſoulagé & preſque guéri ; mais ayant été obligé de partir pour la Province, j'ai emporté de ſon Eau miraculeuſe,

& selon toutes les belles cures qu'il a faites avec cette
Eau, je ne doute point de ma parfaite guérison en
peu. Je me crois obligé de rendre public le témoignage des belles cures qu'il a opéré sous mes yeux :
en foi de quoi je lui ai signé le préfent Certificat.
Fait à Paris le 6 Août 1781. *Signé* le Comte de
Brossay, ancien Lieutenant-Colonel de Cavalerie.

III. Charles Liegear, *de Roye en Picardie.*

Je fouffigné Charles Liegear, de Roye en Picardie,
demeurant à Paris chez M. l'Offeron, Maître Tailleur
pour hommes, rue aux Feves, certifie qu'après avoir,
depuis 22 ans, pour un reliquat de petite vérole, vu
tous les Oculiftes de ma Province, & tous ceux de
Paris, pour me guérir d'une inflammation qui m'étoit
reftée fur le contour des yeux, qui m'ont fait tomber, par des petits abfcès qui s'y formoient conti-
nuellement, tous les cils des yeux, & une foibleffe qui
m'empêchoit de pouvoir fupporter le foleil, & de travailler à la lumière ; qu'après m'avoir été dit par les
meilleurs Oculiftes de Paris, qu'il n'y avoit plus de
remède que celui de me faire des fcarifications dans
le contour des paupières, j'aurois appris que M. Loche, de Verneuil, logé à l'Hotel d'Enghien, guérif-
foit gratuitement & faifoit des cures furprenantes, j'ai
été le voir, & m'ayant adminiftré de l'Eau dans les
yeux, il m'a guéri tout le contour de mes yeux, m'a
redonné une force à la vue, de manière que je puis
regarder le foleil, & travailler à la lumière, & ne
fuis plus incommodé aucunement d'un écoulement d'eau,
qui depuis ma petite vérole n'avoit ceffé, & cela dans
l'efpace de 36 jours : en foi de quoi j'ai donné le préfent mon Certificat, pour valoir audit Sieur Loche ce
qu'il appartiendra. *A Paris, le 6 Août 1781. Signé*
Liegear.

IV. M. Varan, *Curé de Neuilli.*

Je fouffigné, Curé de Neuilli, certifie à qui il appartiendra, que le Sieur Loche, bourgeois de Ver-

neuil en Normandie, a fourni *gratis* à quatre à cinq pauvres hàbitans de ma Paroiſſe, incommodés de la vue, une Eau de ſa compoſition, qui les a guéris parfaitement. *A Neuilli en Perche, le 4 Juillet 1781. Signé* VARAN, *Curé de Neuilli.*

V. M. GAUTIER, *Prêtre, habitué de la Madeleine, à Verneuil.*

JE ſouſſigné, Prêtre, habitué à la Paroiſſe de Sainte Madeleine de Verneuil, certifie avoir été guéri d'un mal d'yeux, provenant d'un reliquat de petite vérole, & cela dans l'eſpace de 15 jours, par l'application d'une Eau de la compoſition de M. Loche, négociant de cette ville. En foi de quoi je lui ai donné le préſent Certificat. *A Verneuil, le 2 Avril 1781. Signé* GAUTIER, *Prêtre.*

VI. M. BORDEAUX, *Curé de Sainte Madeleine, à Verneuil.*

NOUS Pierre Bordeaux, Prêtre, Curé de Sainte Madeleine de Verneuil, diocèſe d'Evreux, ſouſſigné, atteſtons avoir vu une orpheline élevée par les ſoins du nommé Charpentier, Md. Grenetier, notre paroiſſien, laquelle s'étoit donnée un coup de pointe de ciſeaux en découſant une pelotte, & s'étant percé le globe de l'œil, elle fut conduite par la femme dudit Charpentier, à M. Loche, négociant de notre-dite Paroiſſe, qui a pris ſoin de la panſer avec une Eau que l'on dit être de ſa compoſition, & cela gratuitement ; l'œil a été guéri parfaitement, & conſervé tout égal à l'autre, à l'exception qu'elle n'en voit pas. Nous avons vu encore une autre petite fille nommée Chollet, notre paroiſſienne, laquelle ayant été frappée à l'œil, des éclats d'un carreau de vitre qui fut caſſé par une pierre qu'un poliſſon vouloit lui jetter ; le globe de ſon œil étoit fendu, de ſorte qu'il en ſortoit du ſang, elle eſt guérie de façon qu'il n'en reſte aucun effet de cet accident ; nous ſommes témoins de différentes cures ſemblables opérées par ladite Eau.

En

En foi de quoi nous avons audit Sieur Loche délivré le préfent Certificat, figné de notre main le 14
Avril 1781. *Signé* BORDEAU, *Curé de fainte Madeleine.*

VII. M. JOURDAN, *marchand corroyeur, rue de la Bucherie, à Paris.*

JE fouffigné Claude-Jofeph Jourdan, marchand cor-
royeur à Paris, rue de Bucherie, près le petit Châ-
telet, attefte que mon fils aîné, Jofeph-Gabriel, âgé
de huit ans, découfant le jour de la Pentecôte 1780,
une poche avec un couteau, l'enfant fort vif, le fil
a caffé, s'eft porté la pointe du couteau dans l'œil,
qui lui a percé le globe de l'œil gauche ; je l'ai conduit chez des chirurgiens oculiftes, qui l'ont panfé
pendant huit jours, l'œil de mon enfant fondant en
fuppuration ; auffi pénétré que l'exigeoit un pareil accident, M. Perfon, marchand Peauffier, rue de la
Juiverie, m'ayant rencontré, me confeilla de faire
ufage d'une Eau merveilleufe pour toutes les maladies
des yeux, de M. Loche de Verneuil, dont il con-
noiffoit les effets furprenans ; en ayant fait ufage, l'œil
de mon fils s'eft cicatrifé, a repris fa forme quoique
fondu de moitié ; en trois mois l'œil de mon fils a
été parfaitement guéri & femblable à l'autre, à l'exception qu'il n'en voit point, le criftalin ayant été
jugé crevé par les oculiftes qui l'ont vifité les premiers.
En foi de quoi j'ai donné le préfent, pour valoir à
M. Loche ce qu'il appartiendra. *A Paris, le 5 Avril*
1781. Signé JOURDAN.

VIII. M. HOMMET, *de Glos-la-Ferrière.*

JE fouffigné Hommet, chirurgien, réfidant à Glos-
la-Ferrière, attefte & certifie que Nicolas Morin,
mon neveu, dont le Certificat eft ci-après, a été pendant fix mois fans y voir goutte, caufe d'une cataracte qu'il avoit fur les deux yeux, pour laquelle il
avoit fait plufieurs remèdes par ordre de Meffieurs les
oculiftes, lefquels lui faifoient plus de mal que de bien,
le mettant dans le cas de lui faire tomber un cancer

au nez, ce qui fit que je lui conseillai d'abandonner ces remèdes, & d'avoir recours à d'autres.

Il eut recours à M. Loche, marchand à Verneuil, lequel lui donna d'une Eau, dont la connoissance de sa composition lui est secrète : laquelle Eau a guéri ledit Morin, dans l'espace d'environ deux mois, & l'a mis dans le cas d'y voir & de faire ses affaires ; que moi, Marguerite Bordeaux, de ce lieu, je me suis attrapée il y a quelques années avec un épi de bled sur les yeux, qu'il y étoit survenu une tache, laquelle a été guérie par l'application de la susdite Eau : en foi de quoi je délivre le présent Certificat, pour valoir ce que de raison. Il seroit malheureux d'empêcher M. Loche d'étendre ses bontés gratuitement comme il le fait. *A Glos, ce 9 Mars 1781. Signé* HOMMET.

IX. M. MORIN, *de Glos.*

Je soussigné, certifie que dans le courant de l'année 1778, je fus attaqué, étant à Paris, d'un mal d'yeux, qui m'obligea de m'en revenir, & qu'étant de retour, je fus six mois sans y voir ; qu'ayant appris que le sieur Loche, bourgeois de Verneuil, possédoit une Eau qu'on m'assuroit être de sa composition & dans le cas de me guérir, ce qui fit que je me fis conduire chez ce même sieur Loche, où j'y ai fait usage de sadite Eau, laquelle a fait sur moi les effets les plus merveilleux, & m'a à la fin procuré une parfaite guérison ; & que lorsque j'ai proposé à mondit sieur Loche le payement tant de ses débours que de ses peines, il n'a voulu rien recevoir de moi, en me disant qu'il me le faisoit que pour obliger le public, & sans aucun intérêt : en foi de quoi je lui ai delivré le présent Certificat, pour lui servir & valoir ce que de raison. *A Glos, le 28 Mars 1781. Signé* MORIN, *Huissier à Glos.*

X. Mlle. BORDEAUX, *de Glos.*

Je soussignée Marguerite Bordeaux, atteste que le Certificat de M. Hommet, Chirurgien à Glos, est sincère & veritable : depuis l'année 1776, j'ai eu un mal d'œil très-considérable, j'ai été trouver différens Oculistes, lesquels n'ont pu me guérir, j'ai eu recours à M.

Loche. Marchand à Verneuil ; lequel m'a donné de son Eau, avec laquelle il m'a guérie dans moins de deux mois, & le tout gratuitement ; c'est pourquoi j'ai délivré le présent Certificat, pour valoir & servir en ce que de raison. *A Clos, le 29 Mars 1781. Signé* MARGUERITE BORDEAUX.

XI. Mlle. PRÉVÔT, *à Paris.*

Je soussignée Barbe Prévôt, âgée de 25 ans, demeurant chez M. Ducrocq, marchand Fripier dans la rue Tirechappe, du pays de Longwy, province de Lorraine, certifie que depuis le 20 Décembre dernier, M. Loche m'a guérie d'une inflammation que j'avois depuis plus de dix ans, qui m'avoit fait tomber tous les cils des yeux ; il ne m'en étoit resté aucun, par l'effet de plusieurs petits boutons qui me les avoient fait tomber De plus, une foiblesse que j'avois sur les yeux, sur-tout sur le gauche, qui m'empêchoit de pouvoir travailler à la lumière, & de regarder facilement le grand jour ; tous les cils de mes yeux sont revenus, & reparoissent tous maintenant. A Paris, le 26 Octobre 1781. *Signé* BARBE PRÉVÔT.

Je certifie le présent véritable. *A Paris, le 26 Octobre 1781. Signé* DUCROCQ.

XII. M. LE JEUNE, *Maître Tonnelier, rue Champ-Fleuri, à Paris.*

Je soussigné Antoine le Jeune, Maître Tonnelier, rue du Champ-Fleuri, quartier Saint Honoré à Paris, certifie & atteste que le Dimanche 25 Février dernier, le sieur Louis Lerbinier, marchand Tonnelier, demeurant à Moisson vers Bonnières, route de Rouen, seroit venu me trouver, avec sa femme, pour que je les conduise chez un Oculiste, avec leur enfant âgé d'environ six semaines, qui perdoit un œil depuis 15 jours. Les accompagnant pour les conduire chez M. Grandjean, & passant devant l'hôtel d'Enghien, M. Rossignol, mon voisin & hôte dudit hôtel, me demanda où j'allois avec cet enfant, lui ayant répondu, il nous dit qu'après que nous aurions consulté pour l'enfant, que revenant chez lui, il avoit encore un peu d'Eau qu'un Négociant de Normandie, qui descendoit chez lui, lui avoit fait

préfent, qu'il nous en donneroit, & étoit certain de
la guérifon de l'enfant par le récit qu'il en avoit entendu faire. En effet, après la confultation de M. Grandjean, qui a coûtée 9 liv. & fans affurance de guérifon,
nous fommes entrés chez le fieur Roffignol, qui a mis
lui-même de l'Eau à l'enfant, de laquelle Eau il a
donné partie du peu qui lui reftoit, au fieur Lerbinier,
qui eft retourné dans fon pays avec fa femme & ledit
enfant ; ils ont eu tant de fuccès de ce remède, que
huit jours fuivans, l'Eau leur manquant, leur enfant
commençant à revoir de l'œil qu'ils lui croyoient perdu,
m'ont écrit de prier M. Roffignol de me donner le
reftant de fon Eau ; ce qu'il a fait, & que je leur ai
fait paffer avec l'adreffe de M. Loche, Négociant à
Verneuil, qui avoit fait préfent de cette Eau à M.
Roffignol, afin de conduire leur enfant à Verneuil, dans
le cas où il ne fût pas guéri avec; le reftant de l'Eau
a été plus que fuffifant pour fa parfaite guérifon : en
foi de quoi j'ai donné le préfent Certificat audit M.
Loche, pour lui fervir ce que de raifon.

A Paris, *le 24 Avril* 1781. *Signé* LE JEUNE.
Je certifie le préfent véritable. *Signé* ROSSIGNOL.

XIII. M. PERSON, *Marchand Peauffier, rue de la Juiverie, à Paris.*

Je fouffigné Etienne Perfon, Marchand Peauffier à
Paris, rue de la Juiverie, proche Notre-Dame, certifie
que mon fils, ayant été attaqué d'un mal aux yeux,
tellement dangereux qu'il étoit en danger de perdre la
vue, a été parfaitement guéri avec une Eau de la
compofition de M. Loche, Négociant à Verneuil au
Perche.

Que l'efficacité de cette Eau merveilleufe m'engagea
à prier M. Loche de m'en donner pour l'adminiftrer
aux perfonnes qui pourroient en avoir befoin ; & en
effet, qu'en ayant mis à un nombre confidérable de
perfonnes qui avoient été entre les mains des Oculiftes
pendant plufieurs années, fans efpoir de guérifon, je
les ai radicalement guéries dans un très-court délai,
& qu'enfin de toutes les perfonnes, & de tous les maux
d'yeux qui fe font préfentés à moi, je les ai guéris avec
ce précieux remède, & il n'en eft réfulté aucun accident

ni inconvénient, puisque ce remède s'adminiftre dans
l'œil qui n'eft pas malade, & ne fait que le fortifier :
ce que je certifie & attefte véritable. *A Paris, le 24
Juillet 1780.* Signé, PERSON.

XIV. M. FLEURY, *Marchand, à Fontaine, près
Brezolles.*

Je n'oublierai jamais les obligations que je vous dois,
pour la guérifon que vous avez faite à ma femme, qui
comptoit perdre les yeux ; fes yeux font toujours guéris
au parfait, & moi, Monfieur, je vous fais auffi mes
remercimens de la bouteille d'Eau que vous avez eu
la bonté de donner à mon fils pour moi, qui a guéri
tout-a-fait mes yeux dans huit jours, mes voifins en
font furpris. Si vous me permettriez, Monfieur, de vous
payer au moins vos débours, je ferois plus hardi à
vous en demander, s'il m'arrivoit quelques accidens.
Je vous remercie, & fuis avec le plus profond refpect,
   Monfieur,   Votre très-humble, &c.
                Signé, FLEURY.

Fontaine, près Brezolles, ce 12 Mars 1781.

Je fouffigné Pierre Fleury, Marchand Tuilier à Fontaine, proche Brezolles, certifie que Charlotte Petit,
ma femme, a eu mal aux yeux confidérablement, oc-
cafionné par une fraîcheur de couches, qu'elle a eu,
pour avoir paffé dans les neiges en revenant de la
Meffe : après avoit fait pendant long-temps plufieurs
remèdes, fans foulagement, un œil déjà tout couvert
dont elle ne voyoit plus depuis deux mois, le fe-
cond qui commençoit à fe couvrir ; elle apprit que
M. Loche, Négociant à Verneuil, avoit fait des guérifons furprenantes, elle fut confeillée de l'aller voir,
ce qu'elle a fait ; après l'avoir panfée plufieurs fois,
il a remis de l'Eau pour continuer le panfement, &
a été guérie dans deux mois, le tout gratuitement :
n foi de quoi j'ai donné le préfent. *A Brezolles,
25 Décembre 1781. Signé* PIERRE FLEURY.

XV. M. REVEILLA, *Marchand Chaudronnier, rue
Fromenteau, à Paris.*

Je Guillain Reveilla, Marchand Chaudronnier, rue
Fromenteau à Paris, certifie que M. Loche de Verneuil,

logé au mois de Janvier 1781, à l'hôtel d'Enghien à Paris, m'a guéri d'une inflammation sur les deux yeux, que j'avois depuis trois semaines, au point que je ne pouvois plus me conduire, & m'a guéri radicalement en 9 jours, & ne me suis ressenti depuis d'aucun ressentiment de cette maladie, & cela avec une Eau avec laquelle il m'a pansé : ce que je certifie véritable. *A Paris, le 3 Août 1781. Signé* REVEILLA.

XVI. M. BRADEL, *Lieutenant Invalide, rue des Sept-Voies, à Paris.*

J'ai soussigné Alexis-Michel Bradel, Officier Invalide à Paris, rue des Sept-Voies, paroisse Saint Étienne du Mont, certifie & atteste que, depuis nombre d'années, M. Loche de Verneuil, m'a guéri de maux d'yeux qui m'étoient survenus tout-à-coup, ainsi que ma femme, ma bru & mes petits enfans, auxquels il étoit survenu des humeurs qui s'étoient portées aux yeux, & que ledit sieur Loche m'a toujours fait présent de son Eau, avec laquelle j'ai guéri un nombre considérable de personnes : ce que je certifie véritable. *A Paris, ce 24 Juillet 1781. Signé* BRADEL, *le Pere,* Lieutenant Invalide.

XVII. M. THORÉ, *Curé de Saint Hilaire.*

Nous soussigné, Prêtre, Curé de Saint Hilaire-du-Mont, certifions que le nommé Jean Baptiste Hamerville, âgé de sept ans & demi, est attaqué sur l'œil droit d'un ulcère, ainsi qu'il nous a paru pour nous avoir été présenté cejourd'hui par la mère, qui nous a assuré qu'il avoit le mal depuis six mois, pour lequel elle avoit eu recours à M. Grandjean, Oculiste, sans avoir le succès qu'elle en attendoit : en foi de quoi nous lui avons délivré, & signé le présent, le 12 Avril 1781. *Signé* THORÉ, *Curé de Saint-Hilaire.*

XVIII. M. PAILLIEUX, *de S. Charles, marchand de Toiles, rue S. Denis, près celle de Mauconseil, à S. Charles.*

MONSIEUR,

Depuis plus de 15 ans, je cherche & m'informe de tous côtés des moyens qui pourroient me raffermir la vue, que j'ai extrêmement fatiguée, & qui s'affoiblit de jour en jour, au point que je ne peux plus rien faire d'appliqué sans ressentir beaucoup de dou-

leurs aux yeux, & je m'attends à devenir infenfible-
ment au point de ne pouvoir lire ni écrire, même avec
des lunettes dont je fais ufage depuis 18 ans, quoique
je n'en aie que 54. Dans cette circonftance je viens
d'entendre parler des effets merveilleux que vous opé-
rez, Monfieur, avec une Eau de votre compofition,
&c. *Signé* PAILLIEUX de Saint-Charles.

Paris, le 23 Août 1780.

Je fouffigné, certifie qu'après avoir fait ufage de l'Eau
que Mr Loche m'a envoyé, pour le foulagement & la
guérifon de mes yeux, j'en ai reffenti tout le bien poffible, & d'après un ufage de 15 jours, j'ai eu la fatisfaction de pouvoir travailler aifément, même le foir
à la chandelle. En foi de quoi j'ai figné le préfent.
Signé PAILLIEUX de S. Charles.

XIX. LOUIS CHRISTIANNE, *Compagnon Epéronnier.*

Je certifie que Louis Chriftianne, Compagnon Epé-
ronnier chez Madame Paul, avoit fa fille qui avoit
l'œil prefque perdu & l'autre bien malade, lequel
a été guéri radicalement en quinze jours de temps.
Signé L. CHRISTIANNE.

XX. BASILE VEVOT, *Garçon Perruquier, chez M. Fleury, rue Mercière.*

Je fouffigné Bafile Vevot, âgé de 17 ans, garçon
Perruquier, chez M. Fleury, rue Mercière, du pays
de Montmorillon, Diocèfe de Poitiers, certifie que
M. Loche m'a parfaitement guéri d'une opthalmie
confidérable, qui m'étoit furvenue à l'œil gauche,
de l'effet d'une fraîcheur; il y avoit à ce même
œil un ulcère au petit angle : l'œil droit étoit auffi
très-enflammé, & defquels je fouffrois beaucoup
(porté au N°. 2520) depuis le 19 Août dernier.
C'eft ce que je certifie véritable. A Paris, le 15 Octobre 1782. *Signé* BASILE VEVOT.

Je certifie le préfent véritable. A Paris, le 15 Octobre
1782. *Signé* FLEURY, Maître Perruquier.

XXI. LOUIS QUERNEL, *de Vire, proche Avranches.*

Je fouffigné certifie que depuis le 8 Juin dernier,
M. Loche m'a guéri d'une ophtalmie, & d'une inflam-

F 4

mation considérable, qui m'étoit survenue à l'œil droit, de la suite d'une fraicheur ; j'avois un ulcère à cet œil, & une douleur de tête considérable, ainsi que dans la partie de l'œil ; & dont je ne pouvois regarder le jour, dont je suis guéri radicalement de tout. A Paris, le 18 Juillet 1782. (au N°. 1924) *Signé* Louis Quernel, de Vire, Evêché d'Avranches.

XXII. Louis Mari, *Garçon Couvreur, rue Oblin chez M. Bellery.*

Je certifie que le 18 Juillet dernier j'ai été conduit à l'hôtel d'Aligre, chez M. Loche, ayant une inflammation des plus considérables, ne pouvant ni travailler, ni me conduire, & souffrant considérablement ; que l'on m'a traité d'ophtalmie, ayant dans la partie des yeux des petits boutons qui paroissoient se former en ulcères ; qu'il m'a parfaitement guéri en très-peu de temps, sans autre traitement que celui de m'avoir fait mettre de son Eau dans les yeux, & cela gratuitement : ce que je certifie véritable. A Paris, le 28 Août 1782. *Signé* Louis Mari, *Couvreur, rue Oblin, chez le sieur Bellery.*

XXIII. Veuve Mathieu.

Je certifie que Pierre François Mathieu, mon fils âgé de six ans, a été guéri par M. Loche, de deux fistules lacrymales, & des dartres qui lui entouroient les yeux, depuis l'âge de 11 mois : qu'il ne lui reste plus qu'une foiblesse dans la vue qui lui empêche encore de soutenir le soleil & la lumière. Fait à Paris, le 10 Avril 1782. *Signé* Veuve Mathieu.

XXIV. M. de Montholon, *Conseiller d'honneur au Parlement de Metz, demeurant rue Charlot.*

Je certifie que lorsque j'ai commencé, il y a 14 jours, à faire usage de l'Eau de M. Loche, j'avois les yeux qui étoient remplis d'eau, que je ne pouvois pas regarder le feu un instant, & j'avois à mon œil gauche une boule noire, qui me paroissoit rouler autour de l'œil, & que depuis que je fais usage de son Eau, je ne vois plus cette boule noire, & que ma vue est bien raffermie. En foi de quoi je lui ai donné le préfent Certificat. A Paris, ce 16 Février 1782. *Signé* DE MONTHOLON.

XXV. THÉRÈSE BABO, *Jardinière, rue de Sève, à la Folie.*

Je fouffignée Thérèfe Babo, fille de François Babo, Maître Jardinier, rue de Sève, à la Folie, certifie avoir été guérie depuis le 24 Juillet dernier (au N°. 2354) par M. Loche, de fiftule lacrymale, que j'avois à l'œil gauche, rendant du pus, fans aucune opération, & cela gratuitement ; c'eft ce que je certifie véritable. A Paris, le 26 Octobre 1782. *Signé* THÉRÈSE BABO.

XXVI. PHILIPPE-LOUIS HUDDE, *Rue de la Mortellerie, à la Vierge, à Paris.*

J'ai fouffigné, certifie que M. Loche, Oculifte, a guéri radicalement Nicolas Hudde, de deux fiftules lacrymales, & d'une cataracte fur l'œil gauche, occafionnée par une chûte violente, qui a tout dilaté la pupille, & d'une taie fur l'œil droit, dans le courant de dix mois. En foi de quoi je lui ai donné le préfent Certificat. *Signé* PHILIPPE-LOUIS HUDDE, rue de la Mortellerie, à la Vierge, au coin de celle de Long-Pont, paroiffe Saint Gervais. A Paris, ce 19 Octobre 1782.

XXVII. M. BOTZON, *Négociant, natif de Strasbourg.*

Je fouffigné, certifie que M. Loche m'a parfaitement guéri d'une inflammation qui s'étoit portée fur mes yeux, depuis le 7 Novembre courant, avec une Eau de fa compofition : je certifie en outre avoir vu pareillement une quantité affez nombreufe de perfonnes & d'enfans, qui m'ont paru auffi fatisfaits que moi, pour toutes fortes de maladies des yeux. Fait à Paris, le 26 Novembre 1781. *Signé* BOTZON, Négociant, natif de Strasbourg.

XXVIII. M. le Comte DARGENTAL, *Miniftre de S. A. R. l'Infant Don* FERDINAND, *Duc de Parme.*

Je fouffigné le Comte Dargental, Miniftre Plénipotentiaire de S. A. R. l'Infant Don Ferdinand, Duc de Parme, auprès de Sa Majesté très-Chrétienne, certifie que la petite fille âgée de trois ans & demi, du nommé Constant, Frotteur à mon service, a été guérie d'un ulcère sur l'œil droit, qui la privoit totalement de la vue de ce côté, par M. Loche. En foi de quoi j'ai fait mettre le Cachet de mes Armes. A Paris, le 25 Mars 1782. *Signé.* Le Comte DARGENTAL.

XXIX. M. ROUSSEL DE BOURRET, *Gentilhomme servant de Monseigneur Comte D'ARTOIS.*

Je soussigné, certifie que l'Eau pour les yeux, que M. Loche distribue si généreusement au public, a produit un très-bon effet sur les miens, qui s'affoiblissoient au point que le moindre vent ou le moindre rayon de soleil en faisoient sortir force larmes, & qu'après avoir lu ou écrit pendant quelques heures, il se répandoit une espèce de brouillard sur ma vue, & que depuis neuf à dix jours que M. Loche me verse de son Eau sur les yeux, je n'éprouve plus ces mauvais effets. A Paris, ce 11 Janvier 1782. *Signé* ROUSSEL DE BOURRET, Gentilhomme servant de Monseigneur Comte D'ARTOIS.

XXX. M. QUIBOULLE, *Marchand Eventailliste, rue de Poitou au Marais.*

J'ai soussigné, certifie que M. Loche m'a guéri, depuis le 28 Juin dernier, d'une paralysie qui m'étoit tombée sur la paupière supérieure de l'œil droit, qui ne pouvoit s'ouvrir qu'à demi, & retomboit en l'ouvrant comme une trappe de volière, qui m'étoit survenue de la suite d'une fièvre maligne qui a duré deux mois, & de plus, ce même œil, qui ne pouvoit voir le grand jour sans être affecté, a repris sa force naturelle, la paupière de mon œil s'ouvre en entier, & telle que mon œil gauche, & sans qu'il n'y reste aucun engourdissement. Ce que je certifie véritable. (au N°. 2123.) A Paris, ce 9 Août 1782. *Signé* QUIBOULLE, Marchand Eventailliste, rue de Poitou, au Marais, maison de M. Chezal, dit Clément, Maître Menuisier à Paris.

XXXI. VEUVE DUMONTIER, *Maîtresse d'École à Carrière sous bois.*

Je certifie, moi Veuve Dumontier, Maîtresse d'École à Carrière-sous-bois, près Saint-Germain-en-Laye, d'avoir été guérie d'un œil malade depuis six semaines, par l'accident d'un éclat de pierre à fusil, qui avoit formé un dépôt & qui se tenoit fermé : après avoir fait usage de l'Eau de M. Loche, l'espace de 15 jours, je me trouve parfaitement guérie. En foi de quoi j'ai signé le présent Certificat. A Carrière, ce premier Décembre 1781. *Signé* VEUVE DUMONTIER.

MONSIEUR,

N'ayant point pu avoir l'honneur de vous remercier lors de mon départ, je vous prie de vouloir bien recevoir mon Certificat, ainsi que l'assurance de la reconnoissance avec laquelle j'ai l'honneur d'être,

MONSIEUR,

Votre très-humble, &c.
Signé VEUVE DUMONTIER.

XXXII. M. MIREBEAU, *le jeune, Avocat au Parlement de Paris, & au Bailliage de Verneuil, à Verneuil.*

Je soussigné Pierre-Nicolas Mirebeau, le jeune, Avocat au Parlement de Paris, & au Bailliage de Verneuil, y demeurant, certifie que, étant survenu à ma fille, il y a environ trois ans, une enflure très considérable au nez, & s'étant formé dans l'intérieur, des gallons, que l'on dit être des polypes, d'une telle grosseur qu'il lui étoit impossible de respirer ni se moucher, & cette humeur lui causant des douleurs cuisantes ; & ayant existé pendant un an, d'après plusieurs remèdes que je lui ai fait administrer, ne voyant aucune guérison, & aussi ennuyé que péné de la voir souffrir, je m'adressai à M. Loche, Négociant en cette Ville, citoyen aussi généreux que devoué au soulagement de l'humanité, au sujet d'une Eau de sa composition, & de laquelle j'avois appris les effets merveilleux ; il m'assura que par l'expérience qu'il en avoit, il guériroit ma fille en peu. En effet, il eut la complaisance de la panser devant moi, & de lui

Introduire dans le nez de cette Eau ; & a continué plusieurs jours ; & en moins d'un mois les gallons qui existoient jusqu'au haut du nez, se sont détachés entièrement.

Que moi-même ayant eu mal à un œil, M. Loche me l'a guéri, en laissant tomber deux à trois gouttes de cette Eau dans l'œil pendant quelques jours, & ai d'ailleurs été plusieurs fois témoin de diverses guérisons que le sieur Loche a faites, & le tout avec un désintéressement digne des nobles sentimens qui l'animent : en foi de quoi je lui ai donné le présent, aussi expressif de ma reconnoissance personnelle, que véridique sur la bonté & efficacité de son Eau. A Verneuil, le 4 Mars 1781. *Signé* MIREBEAU, le jeune.

XXIII. M. CHEVALIER, *chez M. Oger, Marchand Mercier, rue Saint Antoine, à Paris.*

Moi, A. Chevalier, chez M. Rouiller, Marchand Clinquaillier ; rue de l'Arbre - sec, lors du jour que fut constaté l'état de mes yeux, & depuis chez M. Oger, Marchand Mercier, rue Saint-Antoine, soussigne, & certifie que me trouvant affecté par accident d'un mouvement convulsif à l'œil gauche, depuis 18 mois environ, je me suis rendu chez M. Loche, rue d'Orléans, au grand hôtel d'Aligre, le 3 Novembre 1781, pour faire usage d'une Eau merveilleuse, dont il a seul la composition, laquelle m'a été administrée jusqu'au 30 du mois susdit, époque où j'ai trouvé une parfaite guérison, même avant qu'elle ne fût entièrement expirée.

C'est en vertu d'une cure si étonnante par son prompt succès, que j'ai délivré à M. Loche, qui s'est déjà acquis la plus haute réputation par son grand désintéressement, & son zèle infatigable à obliger l'humanité, le présent Certificat, tant comme un gage immédiat très-insuffisant de ma reconnoissance, que comme un témoignage authentique de l'efficacité de son remède. A Paris, ce 16 Décembre 1781. *Signé* B. CHEVALIER.

XXXIV. M. MATON, *à l'Apport - Paris, chez M. Danger, Polisseur, à Paris.*

Je soussigné, certifie que le Mardi 16 Juillet dertier, fur les deux heures, mon fils âgé de 10 ans, étant baiffé pour boucler fon foulier, un fiacre paffant, & méchamment lui a donné un coup de fouet, qui lui a coupé toute la paupière intérieure de l'œil gauche jufqu'au grand angle, & l'a divifée, en forte qu'elle étoit tombée fur la joue ; le même coup de fouet lui avoit fait auffi une playe à la joue, au-deffous de l'œil & fur le fourcil ; le globe de l'œil, en fa totalité, étoit extravafé de l'effet du coup, de la touche, on ne reconnoiffoit plus de forme d'œil ni blanc ni noir, il étoit comme un fang extravafé ; dont il a tout-à-coup perdu la lumière : il fut, auffi-tôt l'accident arrivé, conduit chez M. Loche, rue d'Orléans, qui a pris foin de le panfer ; il a remis la paupière inférieure, qu'il a injectée avec fon Eau, ainfi que l'œil : en moins de deux mois mon fils a été guéri entiérement, tant de fa paupière, où il ne refte aucune cicatrice que de fon œil dont il voit parfaitement. Cette guérifon a été faite fous les yeux d'un nombre confidérable de perfonnes de diftinction ; qui ont defiré qu'on leur faffe voir les progrès de cette guérifon (au N°. 2298). En foi de quoi j'ai donné le préfent Certificat, pour fervir & valoir à mondit fieur Loche. A Paris, le 20 Novembre 1782. *Signé* MATHON.

XXXV. M. LE ROUX, *Marchand de Vin, rue Saint-Jacques de la Boucherie, à Paris.*

Je fouffigné Jacques le Roux, Marchand de Vin, rue Saint-Jacques de la Boucherie, à Paris, certifie que M. Loche m'a guéri en très-peu de temps, d'une inflammation confidérable qualifiée d'ophtalmie, qui m'étoit furvenue fur les yeux, fur-tout fur le droit, duquel je diftinguois à peine la lumière, provenant de la fuite d'une opération, qui m'avoit été faite parfaitement par M. le Bas, Cenfeur de l'Ecole Royale de Chirurgie, rue Mazarine, à Paris, de l'extirpation d'une loupe enquiftrée fur la partie de l'omoplate, du poids de cinq livres, lequel dit fieur le Bas a eu pleine connoiffance en me voyant chez le fieur Loche, ladite inflammation a été conftatée le 4 Octobre 1781 (fous le N°. 225) ce que

& certifie véritable. En foi de quoi j'ai délivré le préfent certificat, pour fervir & valoir audit fieur Loche, ce qu'il appartiendra. A Paris, le dix-huit Décembre 178.. *Signé* LE ROUX.

XXXVI. M. TOURNAY DUMONCET, *Confeiller du Roi, Correcteur ordinaire en la Chambre des Comptes, rue des Poftes, montagne Sainte Geneviève.*

M. Tournay Dumoncet, Confeiller du Roi, Correcteur ordinaire en la Chambre des Comptes de Paris, ayant eu, il y a deux ans, une fluxion confidérable fur les yeux, qui le firent fouffrir long-temps, ne pouvoit, depuis fa guérifon, envifager le feu ni la lumière, fans un brouillard & des cuiffons douloureufes dans les yeux.

Après avoir fait ufage plufieurs jours de l'Eau dont on lui a mouillé les yeux chez M. Loche, ne reffent plus de douleurs à l'approche du feu, ni à la lumière; fa vue fe trouve fortifiée & telle qu'elle étoit ci-devant cet accident.

Il avoit fait ufage de l'Eau de Barbau & de Plantin, & n'en avoit reffenti aucun foulagement. A Paris, le 22 Janvier 1782. *Signé* TOURNAY DUMONCET.

XXXVII. M. AMBROISE DUBUT, *maître Menuifier, rue Poiffonnière, à Paris.*

Je fouffigné Ambroife Dubut, maître Menuifier, rue Poiffonnière, vis-à-vis la Caferne des Gardes-Françoifes, certifie que mon fils, âgé de 13 ans, le famedi 8 Juin dernier, auroit mis le feu à une boëte où il y avoit de la poudre à canon; l'explofion de la poudre s'eft portée fur fon vifage, qui lui a brûlé tous les fourcils des deux yeux, ainfi que les cils & les paupières; que l'œil gauche étoit tout bruîé de cet accident, & qu'il s'étoit déjà formé une fuppuration aux deux angles de cet œil, dont il ne pouvoit rien diftinguer; le deffus du front, les paupières, la joue, fur-tout la gauche, & le côté de la bouche, auffi du côté gauche, étoient tous brûlés, avec le bas du menton, à un point de craindre qu'il ne reftât défiguré de l'effet des cicatrices de cet accident, ainfi que de la perte de l'œil gauche. Le 10 Juin l'on m'indiqua

M. Loche, à l'Hôtel d'Aligre, rue d'Orléans Saint
Honoré, qui a pris le soin de le guérir, & avec autant de succès que ses sourcils, qui étoient tous brûlés, les cils & toutes les parties ci-dessus dénommées,
le tout entièrement guéri & sans qu'il y reste aucunes
cicatrices, & n'y paroît pas plus que cet accident
n'avoit jamais arrivé, les sourcils & les cils sont entièrement revenus. Ce que je certifie véritable (au N°.
1938). A Paris, le 10 Décembre. 1782. Cette guérison a été faite en 22 jours. *Signé* DUBUT.

XXXVIII. M. *le Comte* DE GASTEL, *rue Royale, à Paris.*

Je me suis apperçu le mois d'Octobre dernier, d'une
fluxion qui m'est venue sur les yeux, qui s'est fait
sentir d'abord par des picotemens, & puis je ne
voyois de l'œil droit que du brouillard le soir, avec
une petite humeur qui suppuroit pendant la nuit, &
le matin j'avois les paupières collees, ce qui m'a duré
jusqu'au mois de Janvier de la présente année, & ai
commencé à me servir de l'Eau du sieur Loche, du
premier du mois, dont je me trouve bien guéri. Le
10 Mars 1782. *Signé* Le Comte de GASTEL, à Paris,
rue Royale.

XXXIX. M. LEVI.

Je certifie que, le 16 Juillet 1782, j'ai conduit
ma petite fille âgée de 4 ans & demi, chez M. Loche,
à qui, depuis cinq mois, à des suites de petite vérole, il étoit resté un rougeolement à la paupière supérieure du côté gauche, entouré d'une humeur dartreuse, & une ophtalmie, avec un petit ulcère au-
dessous de la paupière inférieure, qui l'a parfaitement
guerie sans autre traitement que l'usage d'une Eau avec
laquelle il l'a rétablie, sans qu'il y reste aucune apparence
des objets ci-dessus mentionnés. Ce que je certifie véritable. A Paris, le 23 Août 1782 (au N°. 2278).

Signé LEVY.

nettes, avec l'œil droit, même de lire & écrire avec des lunettes, ce que je ne pouvois avant l'usage du précieux remède : ce que j'attefte véritable. En foi de quoi j'ai donné le préfent audit fieur Loche, avec une reconnoiffance parfaite du fervice qu'il m'a rendu. A Paris, le 28 Juillet 1782. *Signé* MARTIN.

III. M. DUSART, *Curé de Charnelles.*

Je fouffigné, Prêtre, Curé de la Paroiffe, de Charnelles, près Verneuil au Perche, attefte que Marie-Catherine Girard, ma Paroiffienne, âgée de 13 ans, après avoir eu les yeux dans le plus trifte état pendant près de trois ans, au point qu'elle ne voyoit prefque pas, vient d'être pleinement guérie par les foins de M. Loche, Négociant à Verneuil, & qu'au grand étonnement de toute la Paroiffe, elle voit aujourd'hui parfaitement bien. *Signé* l'Abbé DUSART, Curé de Charnelles.

A Charnelles, le 25 *Mars* 1781.

IV. M. HACHET, *Curé de Norvilliers, dioclfe de Chartres.*

Nous Curé de Norvilliers, dioclfe de Chartres, attefton que le nommé Jean Mêche, Tonnelier, demeurant dans ma Paroiffe, a été pris tout-à-coup d'une douleur aiguë à l'œil gauche, le famedi 9 de Septembre dernier, & que le lundi fuivant l'œil étoit couvert, & l'autre même attaqué au point qu'il ne voyoit plus pour fe conduire. On le conduifit par la main chez le fieur Loche, Négociant à Verneuil, qui poffède une Eau que l'on dit être de fa compofition, & avec laquelle il a fait des guérifons furprenantes, & en dix jours ledit Mêche a été parfaitement guéri. En foi de quoi avons audit fieur Loche délivré le préfent Certificat, figné de notre main le 25 Juin 1781. *Signé* HACHET.

V. M. L'HÉRAULT, *Marchand Fourbiffeur, à Paris.*

Je fouffigné Guillaume l'Hérault, marchand Fourbiffeur à Paris cour de Lange, rue de la Huchette, certifie & attefte que ma petite fille, âgée de 7 ans, a été pendant 18 mois chez des Oculiftes à Paris,

pour la guérison d'un mal d'yeux qu'elle a eu pen‑
dant 3 ans, qui a été traité d'humeur froide, & a
été abandonnée comme n'y ayant point de guérison;
l'enfant étoit tombé en étisie, & étoit accablé d'un
mal de tête considérable, a été sans pouvoir pren‑
dre de lumière pendant plus d'un an, nous lui croyions,
ainsi que tous nos voisins, la vue entiérement perdue.
Nous avons eu le bonheur, ma femme & moi, d'ap‑
prendre que M. Loche, de Verneuil, pour lors à
Paris pour son commerce, avoit fait des guérisons
surprenantes, avec un remède qu'il possédoit, mon
épouse lui porta, à l'hôtel d'Enghien, mon enfant;
son état pour lors étoit effrayant, ayant les yeux
d'une grosseur surprenante pour son état. Ne pouvant
appercevoir aucune apparence des globes de ses yeux,
de façon qu'il prit soin de lui panser ses yeux, de sorte
qu'au même instant il en sortit un torrent d'ordures
de dessous les chàpes de ses yeux, & avant 8 jours
nous avons été fort étonnés d'appercevoir que les yeux
de l'enfant se sont découverts, & a été en état de
se promener; la guérison a été parfaite en moins de
deux mois. En foi de quoi je donne le présent Cer‑
tificat audit sieur Loche, pour valoir ce que de rai‑
son. A Paris, le 12 Juillet 1781. *Signés* L'HÉRAULT,
LOUIS JOLIVET, *Voisin*; DUQ. *principal Locataire de*
la cour de Lange, JOLYMOIS, *Voisins.*

NOMS des Personnes, qui ont signé le Certificat
ci-après :

M. Demarny, *rue du Sépulcre, Fauxbourg S. Germain.*
M. le Marquis Dumoncet, *rue S. Antoine.*
M. le Chevalier de Castelnay, *rue du Hazard - Ri‑*
chelieu.
M. de Castella, *Lieutenant-Général.*
M. l'Abbé de Severac, *rue des Poulies.*
M. Poitevin, *rue de Bourbon, en face des voitures de*
Versailles.
M. l'Abbé de Ville-Dieu, *Doyen de Nevers, Maître*
de l'Oratoire de M. le Comte d'Artois, à S.
Joseph.

M. de Pouilly, *Lieutenant-Colonel de Cavalerie, rue & Isle Saint-Louis.*
M. Lambilly, *à l'hôtel des Etats-Unis, rue Gaillon.*
M. Descombes, *rue Champ-Fleury, hôtel de Poitou.*
VI. FRANÇOIS FARVE, *Crocheteur, à la pointe S. Eustache, à Paris.*

Nous soussignés certifions, que le mardi 15 Mars 1782, sur le midi, le nommé François Farve, âgé de 42 ans, Crocheteur de son métier, à la pointe S. Eustache, demeurant rue Verdiere, chez M. Olivet, maison du marchand de Vin, au sixième, s'est présenté chez M. Loche, à l'hôtel d'Aligre, rue d'Orléans, ayant une playe considérable & effrayante, à l'œil droit, provenant, suivant qu'il nous l'a rapporté, d'un coup d'un instrument tranchant dont il ignore le nom & la forme, ainsi que celui qui lui a porté le coup, lorsqu'il revenoit d'une commission, à dix heures du soir, de la porte Montmartre au bureau des Pompes, y porter une lettre. Etant en chemin, rue Montmartre, vis - à - vis la rue des Fossés - Montmartre, il a reçu le coup d'un tranchant, qui lui a coupé depuis le dessus du nez, en suivant au point lacrymal qu'il a tranché, ainsi que crevé la partie du globe, du côté du grand angle de l'œil droit, que nous avons vu tout ruisselant de sang : ce que nous attestons pour constater la guérison de cette cure aussi surprenante, si elle a lieu : ledit Farve ayant déclaré que les personnes de l'art n'avoient pas voulu constater l'état & la blessure de son œil. Paris, le 26 Mars 1782. *Signés* Pouilly, Demarny, le Chevalier de Castelnay, Dumoncet, de Castella, Lieutenant-Colonel; l'Abbé de Severac, Poitevin, l'Abbé de Ville-Dieu, Lambilly, Descombes, Chirurgien des Camps & Armées du Roi.

Nous, qui avons attesté l'état du nommé François Farve, le 26 Mars dernier, ainsi que l'exposé ci-dessus l'annonce, certifions que nous ayant été représenté cejourd'hui, c'est avec surprise que nous l'avons vu radicalement guéri, ayant examiné son œil qui a repris la même forme de l'autre, & que nous n'avons remarqué aucune cicatrice, tant dans le globe de l'œil, que dans le point lacrymal, ni même la cicatrice du tranchant, qui avoir fendu, à partir de deſſus le nez, tout le grand angle, ainſi que partie du globe de l'œil affaiſſé par le coup : nous avons reconnu qu'il voit parfaitement bien de cet œil, dont la cure ſurprenante par ſa promptitude a été ſuivie ſous nos yeux, nous ayant été préſenté pluſieurs fois, & dont nous atteſtons & certifions la vérité. A Paris, le 26 Avril 1782. *Signés.* Le Chevalier de Caſtelnay, Lieutenant Colonel ; l'Abbé de Ville-Dieu, Demarny, Lambilly, Deſcombes, Chirurgien des Camps & Armées du Roi, & Pouilly.

VII. CLAUDINE CORNIBERT, *Blanchiſſeuſe de fin, rue Tirechappe à Paris*

Je ſouſſigné CLAUDE CORNIBERT, Blanchiſſeuſe de fin, âgée de 61 ans, demeurante rue Tirechappe, certifie que depuis le 22 Septembre 1781 (au N°. 167) j'ai été guérie d'une fiſtule lacrymale que j'avois depuis 30 ans à l'œil gauche, qui avoit été opérée pluſieurs fois ; que la dernière opération m'avoit occaſionné une foibleſſe conſidérable, je n'en voyois que trouble, & l'œil droit de l'effet d'une chûte, & un ballot de linge que l'on m'avoit jetté ſur la tête du haut de l'eſcalier, m'avoit réduite à ne voir qu'à peine pour me conduire. M. Loche m'a guérie parfaitement de ma fiſtule, qui rendoit toujours du pus ; la foibleſſe de mes yeux a repris une force proportionnée à mon âge, & dont je vois très-bien. Lorſque je me ſuis préſentée chez mondit ſieur Loche, mon état a été conſtaté par des Perſonnes de l'Art. C'eſt ce que je certifie véritable. A Paris, le 28 Octobre 1782. *Signé* CORNIBERT.

VIII. M. GAUDRY, *chez M. le Comte de la* GALISSONNIERE, *rue Ferou, Faubourg S. Germain.*

Je ſouſſigné, certifie que M. Loche m'a traité pour une fiſtule lacrymale que j'avois à l'œil gauche depuis 1778, & qu'il s'y étoit établi au point lacrymal un dépôt gros comme un gros marron, qui étoit adhérent à la fiſtule ; par ſon traitement, ſans aucune opération, il m'a fait diſſoudre ladite groſſeur, de laquelle il en eſt ſorti un bourbillon pétrifié, de la groſſeur de deux grains d'orge & de la même forme, ainsi que le dépôt & la guérison est parfaite de la fistule, depuis le mois de Février dernier (au N°. 824.) Ce que je certifie véritable. A Paris, ce 26 Juin 1782. *Signé* GAUDRY, *chez M. le Comte de la* GALISSONNIERE, *rue Ferou, Fauxbourg S. Germain.*

IX. M. GAGNEBIN *de la* FERRIERE, *Graveur, Ciseleur de la Reine, & Bijoutier du Prince, Evêque de Basle, rue du Harlay, près le Palais.*

Je soussigné, certifie qu'ayant été attaqué d'ophtalmie, accompagnée d'une ulcération considérable sur l'œil droit, depuis six semaines, à la suite de quelques gouttes de pus variolique qui m'y étoient entrés, au point que cette maladie dans ses progrès avoit été prise pour un hypopon dangereux, par une personne de l'Art.

J'ai été chez M. Loche, qui m'a administré de l'Eau merveilleuse qu'il compose, à l'effet de guérir les yeux, & m'en suis si bien trouvé au bout de 20 jours du traitement, que l'ophtalmie à été entiérement dissipée; les feuillets de la cornée qui avoient été fort endommagés par la matière purulente de l'abcès; se sont rétablis, & que cet œil, dont je ne voyois que comme à travers d'un nuage, s'est éclairci par dégrés, au point que j'ai le bonheur actuellement de travailler aux ouvrages les plus délicats, comme ci-devant. En foi de quoi j'ai délivré le présent certificat à M. Loche, non-seulement pour marque de ma reconnoissance, mais encore pour constater la vérité des faits où besoin sera. A Paris, le 27 Octobre 1781. *Signé* GAGNEBIN *de la* FERRIERE, *Graveur, Ciseleur de la Reine, & Bijoutier du Prince de Basle, rue du Harlay, près le Palais.*

X. M. *le Marquis de* BANDOL, *Chevalier de Malte, Grand-Croix de l'Ordre de Bavière, rue & barrière de Vaugirard, à Paris.*

Paris, *le* 28 *Février* 1782.

Je ne vous connois ni ne vous ai jamais vu, Monsieur; d'après cela, la justice que je me plais à rendre à tout le mérite de votre Eau pour les maladies des yeux, ne peut être suspecte à Personne.

Je priai une de mes parentes de vouloir bien conduire dans sa voiture chez vous, la nommée Dujardin ; & c'est le 7 Janvier 1782, qu'elle vous fut présentée, & que vous lui injectâtes ses yeux de votre Eau ophtalmique pour la première fois.

Cette femme âgée de 40 ans, fut attaquée l'année dernière d'une fièvre putride des plus dangereuses & des plus opiniâtres ; elle eut dans le traitement de sa maladie les plus grandes obligations à M. Doublet, Docteur-Régent de la Faculté de Médecine de Paris, d'un mérite rare & connu, mais dont les secours & les soins les plus assidus n'ont pu la garantir des suites funestes de cette cruelle maladie ; elle est devenue totalement aveugle.

Dans cet état malheureux, j'ai cherché toutes voies possibles pour l'en tirer ; j'ai fait conduire la femme Dujardin chez M. Petit, un des premiers Médecins de l'Europe ; il examina ses yeux avec une lunette, & très-long-temps, y donna l'attention la plus marquée, & dit qu'elle ne reverroit jamais, qu'elle avoit une goutte sereine. La décision de ce célébre Médecin auroit dû me suffire ; mais ma pitié & la douleur de cette femme, me déterminerent à la faire mener chez les Oculistes de Paris les plus connus, dans l'espérance qu'ils trouveroient peut-être quelque moyen de lui rendre la vue.

Je la fis d'abord conduire au sieur Grandjean, dont la demeure ne fut pas difficile à trouver, à cause d'une grande inscription qu'il a placée au-dessus de sa porte ; il ordonna à cette femme une forte saignée à la jugulaire, elle fut exécutée malgré sa foiblesse ; quelques jours après il crut en devoir en faire faire une seconde ; mais on s'en tint à la première, qui perfectionna la goutte sereine. Pour consoler la femme Dujardin de la méprise involontaire de cet Oculiste, je l'envoyai chez M. le Baron de Vendzel, rue Charlot, qui lui dit & me fit dire qu'elle avoit une goutte sereine, & la déclara incurable. D'après les connoissances acquises & connues de M. Vendzel, à quoi pouvoit prétendre cette malheureuse femme ? Il ne lui restoit qu'un recours auprès de M. l'Abbé de Mousseaux, homme instruit,

éclairé, & qui a acquis un dégré de considération
générale, tant par ses qualités personnelles, que par
les connoissances étendues pour toutes les maladies
des yeux ; elle lui fut présentée. Il déclara qu'elle
avoit une goutte sereine, ne parut pas trop, & par
une prudence réfléchie, vouloir se charger de cette
cure, mais il ajouta, qu'il s'estimeroit fort heureux, s'il pouvoit espérer de la mettre à même, &
tout au plus, à la faire voir assez pour se conduire ;
mais que dans le cas, cela seroit fort long.

On ne peut ajouter au desespoir, où jettoit, la
décision de ces Messieurs, la femme Dujardin, lorsque j'entendis parler d'une Eau ophtalmique, qui
avoit le plus grand succès, & que vous possédiez
seul, dont vous faisiez les plus grands usages pour
toutes les personnes qui avoient recours à vous, &
que vous répandiez abondamment, généreusement
dans les yeux de ceux ou de celles qui se présen-
toient chez vous, & qu'elle étoit souveraine pour
les maladies des yeux, les moins susceptibles de
guérison, & notamment pour la goutte sereine.

Je décidai sur le champ la femme Dujardin à pro-
fiter de votre séjour dans cette Capitale ; depuis le
7 Janvier, comme je vous l'ai marqué, elle va as-
sidument chez vous, où elle étoit conduite tous les
jours n'y voyant goutte ; mais les secours de votreEau
ophtalmique l'ont mise à même, depuis le 10 du
mois de Février dernier jusqu'à ce jour, de n'avoir
besoin de personne pour la conduire ; elle part de
chez moi tous les jours depuis, pour aller vous
trouver rue d'Orléans, toute seule ; se garantit,
distingue voitures & personnes, apperçoit aisément
& d'assez loin les Nos des voitures publiques ; j'en
ai été le témoin moi-même, & le suis des progrès
de votre Eau, &c.

J'ai l'honneur d'être, &c.

Signé Le Marquis de BANDOL.

XI. *La Dame* LELUC, *domestique chez* M. THORÉ,
Seigneur de Charonne, à Paris.

Nous soussignés François Lajus, maître en Chirurgie, quartier Fontarabie à Paris, Juré-Commis-

faire aux rapports, en la Prévôté, des grand & petits Charonne & dépendances, Chirurgien de S. A. Monfeigneur le Prince Louis, Duc de Wirtemberg, certifions avoir été appellé pour voir la Dame Le-luc, âgée de 62 ans, domeftique chez M. Thoré, Seigneur dudit Charonne demeurant à Paris, rue des quatre Fils, près l'Hôtel Soubife, affectée d'une excroiffance fongueufe à l'œil gauche, depuis très-long temps, caufée par un relâchement de la con-jonctive, qui tenoit cet organe fermé par des brides charnues qui fe communiquoient d'une paupière, à l'autre, avec adhérence de la fupérieure avec la cornée tranfparente, en couvrant totalement l'iris ; cette excroiffance s'oppofoit aux mouvemens de l'œil, à fon ouverture & à fes ufages. Plufieurs Oculiftes ont regardé cette maladie comme incurable ; mais M. Loche, célèbre dans ce genre de cure, eft convenu avec nous que l'opération étoit de toute néceffité pour lui rétablir la vue ; il s'eft même engagé de panfer l'œil de ladite Dame par le moyen de fon fpécifique, pour tout médicament, jufqu'à concurrence de parfaite guérifon, après l'o-pération faite, laquelle a confiftée à débrider les deux paupières, & en détruire les adhérences char-nues, à découvrir le globe en le dégagent par l'ex-traction de ce corps étranger ; immédiatement après M. Loche a mis en ufage de fon Eau ophtalmique, & a continué une fois par jour, pendant un mois, au bout duquel temps l'œil a été rétabli dans toutes fes fonctions, s'eft ouvert & fermé à volonté, fait tous les mouvemens néceffaires fans aucune difficul-té ; voit & diftingue comme de l'autre, fans au-cune différence ; ce que je certifie. En foi de quoi nous avons délivré le préfent certificat à M. Loche, pour lui fervir & valoir comme de raifon. A Paris, le 30 Décembre 1782. *Signé* LAJUS & THORÉ, Sei-gneur de Charonne.

XII. M. MÉNOUD, *Suiffe du Canton de Fribourg, demeurant au Café de Conty, rue Neuve des Pe-tits-Champs.*

Je fouffigné, certifie que le 28 Septembre 1781,

ayant laiffé tomber quelque chofe, me baiffant pour la relever, une perfonne ayant pris la lumiere & voulant m'éclairer, me porta la lumière dans l'œil gauche, où elle a été éteinte ; cet œil brûlé a ceflé de voir. Des applications qui me furent indiquées, me faifoient fondre mon œil en fuppuration, lorfque je fus confeillé d'aller chez M. Loche, qui a pris foin de me panfer, après avoir fait conftater mon accident par une perfonne de l'Art, qui le fut le 30 Septembre, qui l'a cru perdu. M. Loche, par fon traitement, m'a fait renaître cet œil brûlé, de la même forme de l'autre, & dont je vois bien, n'y reftant aucune cicatrice de l'effet de cette brûlure. Cette guérifon a été faite en préfence d'un nombre confidérable de perfonnes, & vue dans les falles de M. Loche, par des perfonnes de diftinction, où j'ai été préfenté, qui ont défiré voir cette cure : ce que je certifie véritable. En foi de quoi j'ai donné le préfent certificat à M. Loche, avec une reconnoiffance parfaite du fervice qu'il m'a rendu, & ce (au N°. 223). A Paris, le 12 Juin 1782. Signé MENOUD.

ADDITION.

Nouveaux Certificats des Cures intéreffantes.

N°. 1.

CERTIFICAT DONNÉ A M. LOCHE.

M. BONIFACE DE TOFLET , de Bapaume.

JE fouffigné certifie, que fortant de Bapaume avec mon fils, âgé de 21 ans, pour aller à Arras, y voir les réjouiffances qui s'y faifoient à l'occafion de la Naiffance de Monfeigneur le DAUPHIN, ma chaife fut heurtée par une groffe voiture qui caffe la boîte, la roue fe tira de l'effieu par la chûte de ma chaife, la glace fut brifée & un éclat des glaces lui a fendu le bas du globe de l'œil gauche en angle ou en tiers point; il a été traité depuis le 11 Novembre 1781, jufqu'à fon départ pour Paris, par des perfonnes de l'Art à Bapaume, qui fut 10 jours après; ayant vu fa vue ceffer, fon œil s'affaiffer & fa playe en fuppuration, nous nous fommes rendus à Paris, le 23 Novembre, où j'ai pris des informations fur les cures, que l'on m'avoit dit avoir été faites par M. Loche; les rapports en ayant été favorables, je conduifis mon fils le 24, chez M. Loche, hôtel d'Aligre où je trouvai un nombre confidérable de perfonnes de diftinction qui s'y faifoient traiter les yeux, dont la plupart ont examiné l'état fâcheux de l'œil de mon fils. M. Loche, quoique la playe fut très-effrayante par la fuppuration qu'il y a trouvé, & l'affaiffement du globe, des douleurs aiguës dont mon fils fe plaignoit dans l'intérieur, nous flatta & nous affura que fous peu de jours, il étoit certain que les douleurs aiguës cefferoient, & que la fuppuration de la playe ne feroit pas longtemps à fe cicatrifer. Il nous ajouta de plus, qu'il étoit certain que cet œil reprendroit fa groffeur naturelle avec un temps convenable, & que fi le criftalin n'étoit pas accidenté, que mon fils en reverroit; mais que dans tous les cas l'œil ne feroit pas défiguré. Tout s'eft fait fous le rapport de la vérité. Mon fils a été foulagé de toutes fes douleurs en fi peu de temps, que le rapport n'en paroîtroit pas croyable. La cicatrice de fon œil s'eft faite, fon œil eft revenu de la groffeur de l'autre dont il voit bien, & fans difformité de cet accident. Cette cure a été faite fous les yeux de très-grands Seigneurs du nombre defquels 60 ont figné un Mémoire qui a été préfenté par une députation de quatre Officiers de diftinction, qui ont conduit chez Monfieur LE NOIR, Confeiller d'Etat, Lieutenant-général de Police, douze malades guéris en leur préfence, de maladies regardées comme incurables, du nombre des douze malades, mon fils en étoit, ainfi qu'il me l'a rapporté. Le rapport que les Députés en ont

fait à M. le Noir , a mérité fon attention , il a
été furpris d'une fi belle guérifon avec le feul traitement d'une Eau ophtalmique, dont le fieur Loche
fe fert.

En foi de quoi j'ai délivré avec plaifir le préfent
Certificat à M. Loche , pour conftater la vérité des
faits où befoin fera. A BAPAUME ce 19 Août 1783.
Approuvé l'écriture ci-deffus. *Signé* BONIFACE DE
TOFLET.

Approuvé auffi l'écriture ci-deffus , par moi AU-
GUSTIN BONIFACE , fur les yeux de qui M. Loche
a opéré avec fuccès.

N°. II.

Madame PLANCHE, Marchande de Paris.

Je fouffigné certifie que mon époufe a été traitée pendant environ un mois, par M. Grandjean Oculifte, pour un mal d'yeux qu'il a qualifiée d'une
ulcération à la cornée tranfparente & un hypopium,
c'eft-à-dire, du pus tombé dans la chambre intérieure, pour lequel traitement il a ordonné des
faignées du pied, du petit lait tous les matins,
de l'orgeat dans les après-dinées, des lavemens,
& de baffiner fon œil avec des infufions de fleurs
melilot, miel rofat, ainfi que l'ufage d'une pommade, & les veffcatoires derrière la tête : ce qui
a été exécuté, ainfi qu'il eft mentionné par fon
ordonnance & état de la maladie. L'ufage de ces
remèdes ne procurant point la guérifon, l'œil s'eft
couvert, & dont elle a ceffé de voir. L'inflammation & les douleurs augmentoient, le pus menaçoit
une perte de cet œil droit ; lorfqu'elle fut confeillée
d'aller fe confulter à M. Loche, que l'on lui dit
être fort expert dans le traitement de la maladie
des yeux ; elle s'y préfenta le 27 Mars dernier, il
reconnut fa maladie très-grave, il remarqua à fon
œil droit une ophtalmie, des ulcères autour de la
cornée, & une fuppuration dans les chambres intérieures qui menaçoit la perte, une taie & une
opacité fur le rayon vifuel dont elle ne voyoit plus.
Il l'a traitée avec fon Eau ophtalmique ; & en moins
de 15 jours il l'a mife en état de reprendre les

écritures de notre commerce, qu'elle avoit été obli-
gée de ceffer. Il lui a fupprimé tout régime, lui a
ordonné une bonne nourriture convenable à fon état
de nourrice. Ses douleurs ont ceffé, l'inflammation,
& la guérifon des ulcères, ainfi que l'hypopium,
& tous les accidens ont été guéris en moins d'un
mois, fans qu'il lui foit refté la moindre tache fur
cet œil, dont elle voit parfaitement. En foi de
quoi, j'ai donné le préfent Certificat à M. Loche,
non-feulement comme un foible gage de ma reconnoiffance, mais encore pour conftater la vérité des
faits où befoin fera. (au N°. 3369). A Paris, ce 16
Juin 1783. Approuvé l'écriture ci-deffus. *Signé* P.
PLANCHE.

Confultation & Ordonnance de M. GRANDJEAN.

27 MARS.

D'après l'examen que j'ai fait de l'œil de Madame,
j'ai reconnu une ulcération à la cornée tranfparente,
& un hypopium, c'eft-à-dire, du pus tombé dans
la chambre intérieure.

Pour y remédier, je fuis d'avis que Madame foit
faignée du pied.

Elle prendra le matin à jeûn, une pinte de petit
lait clarifié, & quelques verres d'orgeat dans l'après-
dîné.

Quelques lavemens, dans lefquels on auroit fait
fondre une bonne cuillerée de caffonade : ils font
convénables.

Madame baffinera fon œil quatre ou cinq fois par
jour, avec une légere infufion de fleurs de fureau,
de mélilot : on prendra une pincée de ces fleurs qu'on
jettera dans un demi-fetier d'eau bouillante, on la
paffe enfuite au travers d'un linge, & on y ajou-
tera un gros & demi de miel-rofat, & quatre à
cinq gouttes d'eau-de-vie camphrée.

Le foir, Madame paffera fur le bord de fes paupières, avec le bout du petit doigt, gros comme
le quart d'une lentille, de la pommade étiquetée,
pour les paupières.

Obferver un régime doux & humeſtant. *Signé*
GRANDJEAN, *Chirurgien Oculiſte du Roi, &c.*

On panfera tous les jours le derrière de la tête,
avec gros comme une noifette de la pommade exu-
toire qui eft dans le pot, fur un rond de linge; la-
ver la place avec un peu d'eau tiede, couper les
cheveux tous les cinq ou fix jours, avec des cifeaux,
ou rafer la place.

Confultation de GENEVIEVE LUTTON, mon Epoufe.
Signé P. PLANCHE.

III. *Guérifon grave, dont l'état eft conftaté ci-après.*

LE 14 Décembre 1782, FRANÇOISE CHERON, revendeufe, a été conduite chez le Sieur Loche, ayant
l'œil droit tout paralyfé, la paupière fupérieure tom-
bante fur l'inférieure de plus de fix lignes; la pupille toute dilatée & fans mouvement contractile,
provenant d'avoir tombé, d'un premier étage, dans
une cour fur le pavé. Après avoir été traitée fans
fuccès par les gens de l'art, depuis le 2 Novembre, jour de fon accident, jufqu'au 14 Décembre,
qu'elle s'eft préfentée chez le Sieur Loche; de cette
commotion, fon œil gauche étoit affecté de paralyfie, au point qu'elle ne pouvoit fe conduire. Elle
a été guérie radicalement avant le 12 Avril 1783,
en préfence d'un nombre confidérable de perfonnes
de la première diftinction.

Certificat de Mr LÉZURIER *, Docteur en médecine de
la Faculté de Paris.*

JE fouffigné Docteur Régent de la Faculté de Médecine de Paris, ai reconnu que la femme Fran-
çoife Cheron, revendeufe, demeurante rue Petite
Truanderie, Paroiffe faint Euftache, (N°. 2045)
a la paupière de l'œil droit abfolument paralyfée, &
la pupille du même œil très-dilatée, & fans mouvement contractile. A Paris ce 14 Décembre 1782.
Signé C. LÉZURIER

IV. *Enfant né aveugle.*

JE fouffigné certifie que mon fils, à l'âge de fix
femaines, a été porté par fa mère chez Mr. Loche,
à l'hôtel d'Aligre, rue d'Orléans St. Honoré, qui
a été jugé aveugle de naiffance par plufieurs per-

fonnes de l'art , & qui avoit été regardé comme incurable. Mr. Loche en a fait conftater fon état d'aveugle le 16 Octobre 1781 , auffi par une perfonne de l'art. Mon enfant avoit les deux yeux comme s'il les avoit eu couverts d'un fatin blanc , & difformes ; il a été traité très-fouvent dans les falles du Sieur Loche , en préfence des Dames & Seigneurs de diftinction, qui ont bien voulu voir cette cure ; mon fils , en dix-huit mois , a été guéri de cet aveuglement , & voit bien ; fes yeux ont une forme naturelle , à quoi l'on ne pouvoit jamais s'attendre , après le jugement qui en a été fait , qu'il ne verroit jamais , & voit très-bien. Ce que je certifie véritable , & ce gratuitement , (au N°. 280.) A Paris, ce 20 Juin 1783. *Signé* JEAN-FRANÇOIS FÈTU.

V. *Gouttes fereines.*

JE fouffigné certifie avoir été guéri par Mr. Loche, Chirurgien-Oculifte privilégié du Roi, d'un aveuglement qui m'a pris tout-à-coup le 25 Juillet 1781. Mon œil droit s'eft couvert dans un inftant, dont j'ai ceffé de voir ; le gauche n'a pas tardé à être affecté du même accident : les gens de l'art ont traité cette maladie de goutte fereine & incurable. Les pupilles étoient toutes dilatées & fans mouvement contractile, ce qui a été conftaté. Mr. Loche a voulu, pendant le cours de fon traitement, que mon état fut revu de nouveau par les perfonnes de l'art , chez lefquelles je me fuis repréfenté le 3 Septembre fuivant, qui en ont été furprifes. La guérifon a été parfaite avant le fix Octobre, dont je vois très-bien, fans aucune faignée ni veſſicatoires, m'ayant ordonné, pour régime, ma nourriture ordinaire, fans excès & quelques purgations. (Au N°. 41) A Paris, ce 20 Mars 1784. *Signé* LE FORESTIER, marchand de coton, rue du Singe, proche Saint Jacques l'Hôpital.

VI. *Madame* LAGET, *âgée de 19 ans, de Marfeille.*

JE fouffignée certifie que Mr. Loche m'a traité après les gens de l'art, qui m'ont traité pendant six mois pour des ophtalmies , & que par leur traitement & application qu'ils m'ont fait mettre sur les yeux, il s'en est suivi des ulcérations dans la cornée transparente , & un ipopium qui avoit formé du pus dans la chambre antèrieure de l'œil droit, dont je ne voyois plus, le gauche étoit affeété de mon accident, & dont je ne voyois plus pour me conduire , lor'que je me préfentai dans les falles de Mr. Loche Mon état effrayant a été vu par des perfonnes de la plus haute confidération , qui ont été furprifes d'une guérifon auffi promote & auffi belle. Ma guérifon eft parfaite , & il n'eft refté aucune tache dans mes yeux , & dont je vois actuellement très-bien & nettement. A Paris ce 20 Décembre 1782 , (au N°. 710) *Signé* femme **LAGET.**

VII. *Ophtalmie.*

JE fouffignée certifie que Mr. Loche , Chirurgien-Oculifte , a guéri radicalement ma fille, âgée de 15 ans, d'une grande inflammation que l'on a nommée Ophtalmie, qui l'avoit fait cesser de voir de l'œil gauche , laquelle avoit été traitée par plufieurs perfonnes de l'art, qui l'avoient abandonnée; & ce dans l'efpace de trois mois, fans aucune faignée ni vefficatoire Ce que je certifie véritable. (au N°. 3987) A Paris, ce 15 Janvier 1784. *Signé* Veuve **DELAHAYE.**

VIII. *Ophtalmie.*

Mr. l'Abbé de Ste. Marthe, âgé de 22 ans, avoit une ophtalmie & gonflement à la conjonctive, des plus confidérables. Mr Loche a demandé à Mr. l'Abbé de faire conftater cette maladie très-grave, certain d'en faire la guérifon en peu de jours, qui n'auroit pu fe croire par le récit, fans être conftaté par quelqu'un de l'art , s'eft préfenté chez Mr. Loche le 9 Avril 1782. (N°. 1145)

IX. *Ophtalmie.*

J'attefte qu'ayant une Ophtalmie, j'allai chez Mr. Loche, qui me confeilla de voir un Chirurgien; j'allai chez Mr. Le Braiet, rue de Bièvre , lequel

lequel m'ordonna des faignées & des rafraîchiffemens , que je ne pratiquai point , & ayant ufé cinq
jours de l'Eau de Mr. Loche, je fus guéri. *Signé*
L'ABBÉ DE STE. MARTHE , Communauté de St.
Nicolas Duchardonneret.

IX. *Ophtalmie.*

Je fouffigné certifie que Mr. Loche m'a guéri
d'une Ophtalmie confidérable, en moins de quinze
jours, fans aucune faignée ni régime ; m'ayant ordonné ma nourriture ordinaire , fans excès. (au
N°. 4323) A Paris ce 16 Mai 1784.

Signé GILMAIRE.

X. *Accident grave.*

Je certifie que Mr. Loche , Oculifte, m'a guéri
d'un accident très-grave qui m'étoit arrivé à l'œil
gauche, par l'effet d'une piece de bois qui m'y étoit
fautée, mon œil étoit couvert d'une extravafion de
fang confidérable, il a commencé mon traitement
le 9 Mars 1782 (au N°. 916) par le feul ufage de
fon Eau, & fans autre régime ; en moins d'un mois
j'en ai été parfaitement gueri, & dont je vois très-
bien. En foi de quoi j'ai donné le préfent certificat à mondit Sieur, pour lui fervir & valoir ce que
de raifon A Paris , ce 10 Janvier 1783 *Signé* HAMEL,
marchand de bois, porte St Bernard.

XI. *Accident grave.*

Je fouffigné Louis - Charles Fleurant , âgé de 20
ans, avoir été conduit chez Mr. Loche, Oculifte,
hôtel d'Aligre, rue d'Orléans St. Honoré, par mon
père, marchand de fruits à Thommery, près Fon-
tainebleau le 6 Novembre 1781 , comme aveugle ;
après avoir été traité par les gens de l'art de la
première réputation à Paris, de la fuite d'accident
d'une chûte d'un chêne, de la hauteur de plus de
40 pieds, étant à dénicher un nid de corbeau, la
branche ayant caffée j'ai tombé, & de cette chûte,
qui auroit dû me priver de mon exiftence, l'œil
droit s'eft trouvé entiérement fans voir ; le gauche
étoit couvert d'une taie occafionnée par différentes
compreffes, & dont je ne pouvois reconnoître le jour
que du côté du petit angle. Des perfonnes de l'art

H

avoient propofé à mon père de me faire une opération, ce qui lui a donné lieu de me conduire chez
Mr. Loche, qui m'a procuré, fans opération, une
bonne vue, au point que j'ai fait mon apprentiffage
de tonnelier depuis ma guérifon, que je fais actuellement; cette guérifon a furpris Mr. le Curé de
Thommery, ma paroiffe, & tous mes voifins, d'a-
voir vu mes yeux en partie tous fondus, & qu'ils
font revenus de forme naturelle, dont je vois très-
bien. En foi de quoi je certifie cette guérifon auffi
vraie que furprenante, & ce gratuitement. (Au
N°. 366) La guérifon en a été parfaite dans le
mois de Mars 1782. A Paris ce 28 Janvier 1784.
Signé LOUIS-CHARLES FLEURANT, fils.

XII. *Accident grave.*

Je fouffigné que le 18 Juillet dernier fur les onze
heures du matin, ma fille âgée de 15 ans & demi,
montant dans un efcalier rue des grands Degrés,
chez un Limonadier, en face de la Rue Perdue,
le pied lui ayant manqué, tenant des bouquets
dans fa main, elle tomba du deuxième étage au bas
de l'efcalier; de cette chûte elle avoit une contu-
fion fur le nez, au petit angle de l'œil droit & au-
deffous du tempe du même côté, un trou affez confidérable au front, au-deffus du fourcil, tout le contour de l'œil, dans la partie fupérieure & inférieure,
étoit noir de fang extravafé & très-enflé, la pupille
de cet œil droit tout dilaté; arrivée en cet état chez
moi, Mr. Eiffel, Marchand Tapiffier, mon ami, qui
s'y eft trouvé, a pris la peine de la conduire chez
Mr. Loche, Oculifte, rue d'Orléans S. Honoré, qui
lui a panfé fes playes avec des compreffes qu'il a
imbibées de l'Eau dont il fe fert pour le traitement
des yeux, elle en a été guérie fi parfaitement qu'il
ne refte aucune cicatrice à toutes fes playes, &
fans qu'il y paroiffe; fon œil, dont la pupille étoit
toute dilatée, & tout le contour de l'œil tout noir,
a été en très-peu de temps guéri, dont elle voit
très-bien. (Au N°. 3751) En foi de quoi j'ai délivré le préfent certificat à Mr. Loche, pour fervir
& valoir ce que de raifon. A Paris, ce 20 Août
1783. *Signé* DEBRIE.

'Approuvé l'écriture & certifié les faits énoncés ci-deſſus véritables. *Signé* EIFFEL.

XIII. *Accident grave.*

Je ſouſſignée Genevieve Thiery, ouvrière à la terre, demeurant à Aubervilliers, proche de St. Denis, certifie que le 10 Septembre 1781, étant à faire vendange pour Mademoiſelle Yzabot à Villiers-la-Garenne, m'étant baiſſée avec vivacité pour relever du raiſin qui tomboit de la hotte d'un porteur, je me ſuis enfoncé un échalat dans l'œil droit, qui a fait ſortir mon œil de ſon orbite, & qui a crevé de cet accident. J'ai été traitée pendant 3 ſemaines par différens remèdes qui me faiſoient vuider mon œil en ſuppuration. Je fus conſeillée de m'adreſſer à M. Loche, Oculiſte, rue d'Orléans St Honoré, hôtel d'Aligre, chez lequel je me ſuis préſentée le 8 Octobre 1781, qui a voulu que mon état fâcheux fût conſtaté par une perſonne de l'art, qui le fut le même jour 8 Octobre, & viſité le 14 dudit & le 24 du même mois par le même. L'œil gauche étoit affecté de cet accident, au point que je ne voyois que du brouillard, & ne pouvois regarder fixement les objets. Mr. Loche, contre l'incrédulité de la perſonne de l'art qui a viſité mon œil le 8, 14 & 24 Octobre 1781, m'a fait renaître mon œil de la groſſeur de l'autre, à s'y méprendre, & ſans difformité, mais dont je ne vois pas, & ſans y reſſentir aucune douleur. Cette cure a duré un an, pendant lequel temps j'ai été préſentée dans les ſalles de traitemens de Mr. Loche plus de 150 fois, devant des perſonnes de diſtinction, qui ont deſiré de voir les progrès de cette guériſon, dont ils ont été ſurpris. En foi de quoi j'ai donné le préſent certificat à Mr. Loche, pour conſtater cette guériſon, auſſi rare que ſurprenante, & ce gratuitement. (Au Nº. 250) A Paris, ce 20 Juillet 1783. *Signée* G. THIERY.

XIV. *Guériſon de brûlure.*

Je ſouſſigné certifie que le 22 Août dernier à la ſortie du déjeûné, à 10 heures & un quart, faiſant une ſoudure à une pièce de fer un peu forte, un paquet de craſier m'a ſauté dans l'œil gauche, qui m'a brûlé la cornée tranſparente, & m'a fait une

cicatrice fur ladite cornée tranfparente de la longueur de trois lignes, qui l'a déchirée, & y a laiffé
une tache blanche de l'effet de cette brûlure. Mon
œil a tout-à-coup ceffé de voir. Plufieurs perfonnes
me croyoient l'œil perdu. J'ai été confeillé de m'a-
dreffer à Mr. Loche, rue Ticquetonne, où je me fuis
rendu le 22 Août vers les onze heures, qui m'affura, après avoir vifité mon œil, de ma guérifon
fous peu de jours. Mon œil eft guéri & je vois
parfaitement, où il ne refte aucune cicatrice de
l'effet de cette brûlure. Les perfonnes qui étoient
préfentes lors de mon accident, refterent toutes furprifes de la prompte guérifon. Ce que je certifie véritable. (Au N°. 3843) A Paris, ce 8 Septembre 1783. *Signé* JEAN DELILLE.

XV. *Accident de chaux vive.*

*Au château de St. Amande, près Neuvi-fur-Loire,
ce 26 Septembre 1784.*

J'ai reçu, Monfieur, les 10 Bouteilles d'Eau pour
les yeux qu'un de mes amis a été prendre chez
vous ; j'y ai trouvé un imprimé qui fait les détails
de la manière qu'il faut l'employer avec fuccès,
& les différentes chofes qu'elle guerit. Je fuis fort
étonné de n'y point voir qu'elle guérit les yeux
brûlés par la chaux vive, j'en ai fais l'expérience
il y a trois femaines, au Château de St. Amande,
près de Neuvy-fur-Loire, où je fuis réfident en qualité de régiffeur. Madame la Marquife de St. Amande
faifant blanchir des plafonds & le dedans des murs
de fon Château, quatre maçons occupés à faire
cette befogne avec de la chaux vive, trois eurent
les yeux brûlés par cette chaux à n'y plus voir,
puifque les yeux de ces pauvres malheureux étoient
tous blancs, j'ai eu recours tout de fuite à votre
Eau, qui les a guéris totalement en fix jours. J'ai
chargé mon ami de vous faire paffer cette petite no-
te, afin de la mettre dans votre Profpectus, pour
que tous ceux qui font ufage de votre Eau, puiffent
s'en fervir dans ce cas, qui malheureufement n'arrive que trop fouvent où l'on fait ufage de la chaux.

J'ai l'honneur d'être, Monfieur, votre très-humble ferviteur. *Signé* MARLOT.

XVI. *Guérison très-grave, dont l'état est constaté ci après.*

Nous soussigné certifions que le mardi 18 Juin dernier, il nous a été présenté une jeune demoiselle âgée de 12 ans, ayant deux fistules lacrymales depuis huit ans, ainsi qu'il a été rapporté, qui à l'aspect nous ont paru effrayantes ; le côté droit surchargé d'un gallon suppurant, & paroissant d'humeur dartreuse, & très-gros Le côté gauche ayant une grosseur au point lacrymal de la grosseur d'un gros mâron, formant abcès & dépôt. Les paupières si enflées, que l'œil n'étoit plus visible, & ne pouvoit s'ouvrir, il a été rapporté qu'elle avoit été traitée très-long-temps par plusieurs personnes de l'art, & sans soulagement, & au contraire, puisque le mercredi 19 du même mois, la malade nous a été représentée dans la salle du traitement de M. Loche, nous avons vus avec une surprise étonnante, que le dépôt qui étoit le 18 de la grosseur d'un gros mâron, a crévé & rendu du pus & du sang en grande quantité, ainsi qu'il nous l'a été rapporté, cette grosseur & dépôt nous l'avons vus disparoître, mais avec une surprise incroyable, nous avons vus une ouverture de plus de six lignes de largeur, comme si cet abcès avoit été opéré, & ce qui a paru plus surprenant, c'est que nous avons vus & examiné avec attention, que cette ouverture étant près du point lacrymal, nous pouvions aisément remarquer la profondeur, & le lieu où avoit séjourné la matière, de plus de 18 à 20 lignes de profondeur, se portant par rencontre au dépôt de l'œil droit, sous le nez. Cette maladie a été rapportée par des personnes de l'art. Mais nous avons vú que leurs rapports, n'étoient pas suffisamment expliqués, pour constater la rareté, & la beauté de cette guérison, si elle a lieu, qui ne peut être constamment crue, que par ceux qui l'auront vu. A Paris ce 19 Juin 1782. *Signé* par Mrs. Le Marquis Dégriny, Capitaine aux Gardes. Le Chevalier de Berniere, Capitaine du Bataillon de la Couronne. Delor, ancien Professeur de Physique. Le Marquis de Courcy, Lieutenant-Général des Armées du Roi. Chevalier de Bonnévin, Capitaine au Régiment de Ronirgue. Laugier, Prévastel, Dorger.

F I N.

TABLE

O U

DISTRIBUTION DE CET OUVRAGE.

Nouvelles Observations sur les Maladies des Yeux.

Fin de la Table.

www.ingramcontent.com/pod-product-compliance
Lightning Source LLC
LaVergne TN
LVHW021855170726
843503LV00003B/1244